FOI ELE QUE COMEÇOU, MÃE!

Prezado leitor,

Queremos saber sua opinião sobre nossos
livros. Após a leitura, acesse nosso site
(www.editoragente.com.br), cadastre-se e
contribua com sugestões, críticas e elogios.

Boa leitura!

Sacha Baveystock

FOI ELE QUE COMEÇOU, MÃE!

Como os pais podem tornar
seus filhos grandes amigos

Tradução de Irati Antonio

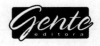

GERENTE EDITORIAL
Alessandra J. Gelman Ruiz

EDITORA DE PRODUÇÃO EDITORIAL
Rosângela de Araujo Pinheiro Barbosa

CONTROLE DE PRODUÇÃO
Elaine Cristina Ferreira de Lima

PRODUÇÃO EDITORIAL
Sieben Gruppe Serviços Editoriais

PROJETO GRÁFICO E DIAGRAMAÇÃO
Cissa Tilelli Holzschuh

TRADUÇÃO
Irati Antonio

PREPARAÇÃO DE TEXTO
Luciana Baraldi

REVISÃO
Cissa Tilelli Holzschuh

ILUSTRAÇÕES DO MIOLO
Adrian Holzschuh

CAPA
designing

IMPRESSÃO
Prol Gráfica

Copyright © Sacha Baveystock 2007.
Esta tradução de *They started it! How to help your kids get on* 1ª edição foi publicada por meio de acordo com a Pearson Education Limited.
Todos os direitos desta edição são reservados à Editora Gente.
Rua Pedro Soares de Almeida, 114
São Paulo, SP – CEP 05029-030
Tel: (11) 3670-2500
Site: http://www.editoragente.com.br
E-mail: gente@editoragente.com.br

Dados Internacionais de Catalogação na Publicação (CIP)
(Câmara Brasileira do Livro, SP, Brasil)

Baveystock, Sacha
   Foi ele que começou, mãe! : como os pais podem tornar seus filhos grandes amigos / Sacha Baveystock ; tradução de Irati Antonio. -- São Paulo : Editora Gente, 2012.

   Título original: They started it! : how to help your kids get along better.
   ISBN 978-85-7312-775-1
   1. Ciúme em crianças 2. Educação de crianças 3. Irmãos e irmãs 4. Pais e filhos 5. Papel dos pais 6. Relações interpessoais 7. Rivalidade entre irmãos I. Título.

12-00925   CDD-158.24

Índices para catálogo sistemático:
1. Irmãos e irmãs : Relações interpessoais :
Psicologia aplicada 158.24

Sumário

INTRODUÇÃO 9

Por que escrevi este livro 10

Um relacionamento único 12

Os pais podem fazer a diferença? 15

Um dia na vida... 19

1. NÃO PRECISAMOS DE OUTRO BEBÊ. 21

Dando a partida para um bom começo 22

Amenizando o choque 24

Mais dicas para preparar seu filho
para a chegada de um novo irmãozinho . . 25

Comportando-se mal 28

Quem é o bebê? 31

O bebê vai ter o que merece... 32

C de culpa 37

O bebê é seu amigo 39

O bebê também sabe bater 41

Mais irmãozinhos... 43

Qual é a melhor diferença de idades? 45

Pequenas diferenças de idade 49

Grandes diferenças de idade 50

6   Foi ele que começou, mãe!

O número ideal de filhos 53
Dez e contando... 54

2. EU SOU MAIS VELHO QUE VOCÊ 57
É duro ser o irmão mais velho 58
A síndrome do filho do meio 62
É duro ser o irmão mais novo 66
Gêmeos – problemas em dobro? 70
"Eles me deixam de fora" – a aliança entre irmãos 74
A mistura de gêneros 75
Irmãs 77
Irmãos 79

3. NÃO É JUSTO 82
Ele tem, eu tenho 84
Mas eu trato todos da mesma maneira 86
Por que a preferência? 89
Cuidado com o favoritismo 92
Mas isso *parece* injusto 94
Mantendo a rivalidade longe 96
Celebrando as diferenças 100
Ninguém é igual a você... 102

4. PAREM DE BRIGAR! 107
Por que as crianças brigam? 108
Atenção 109
Alguma coisa a mais está acontecendo . . . 110
Você está estimulando a briga? 111
Brigar é divertido 112

Devo me envolver ou não? 113

Quem começou a briga? –

Intrigas e tomada de partido 115

Não se apresse em tirar conclusões 117

Estabeleça limites 118

Defina a sua estratégia:

de que tipo de briga se trata? 119

"Ele me chamou de..." 119

"Ele está me provocando" – discussões . . . 124

"Ele me machucou" – lidando com a agressão . . 128

Incentive as crianças a não brigar 132

"Eles estão sendo maus comigo!" 134

Quando se trata de *bullying*? 137

Reduza sua cota de brigas 140

Evite brigas fora de casa 141

Ponha a solução de conflitos em prática . . . 143

Dê fim a esse hábito 144

5. ISSO É MEU 146

Ensinando a compartilhar 147

Estimule o compartilhamento desde o início . . 149

Aprendendo a esperar a sua vez 150

Propriedade particular 151

Dividindo o quarto 154

Guerra pela posse – quando interferir . . . 155

Mediando conflitos de compartilhamento . . . 157

6. MOMENTOS CRÍTICOS 161

Quando uma família se desagrega 162

8 Foi ele que começou, mãe!

Formando novas famílias 165
Quando uma criança tem necessidades especiais 169
Problemas fora de casa 173

7. VIVENDO MUITO BEM EM HARMONIA 176
Dicas importantes para ajudar
  seus filhos a viver em harmonia 177
  Aceite aquilo que você não pode mudar . . 177
  Estimule uma boa comunicação 179
  Enfrente os sentimentos 180
  Tenho de elogiar você 182
  Use recompensas 184
  Exercite habilidades de negociação 185
  Ajude os irmãos a cuidar uns dos outros . . 186
  Estimule as brincadeiras 187
  Limite as brincadeiras brutas 189
  Quando as coisas não estão funcionando . . 190
Nada dura para sempre 193

POSFÁCIO 195
BIBLIOGRAFIA E OUTRAS FONTES 197

Introdução

Em um dia de verão, quando eu estava grávida do meu terceiro bebê, levei meus filhos mais velhos a um parque de diversões. Estava sentada num banco em uma área muito movimentada quando, de repente, duas crianças começaram a berrar uma com a outra. Em poucos segundos, elas passaram a cuspir, empurrar e puxar os cabelos uma da outra, enquanto seus pais gritavam: "Parem com isso! Já chega!"

"Muito bem, vocês conseguiram", gritou a mãe, enquanto o menino empurrava a irmã para o chão. "Não vou passar nem mais um minuto com vocês dois. Não posso levar vocês a lugar nenhum!" Então, ela se afastou, deixando as crianças com o pai, que disse, aos gritos, que ele não conseguia lidar com os filhos. "Vejam o que vocês fizeram!" – ele lhes disse. "A briga entre vocês acabou com o nosso passeio." Nesse momento, a mãe reapareceu, ainda irritada, dizendo que eles estavam voltando para casa. Todos observavam boquiabertos, enquanto ela puxava os filhos, que choravam, e seu furioso marido em direção ao estacionamento.

Uma pequena multidão de espectadores trocou olhares cúmplices, exibindo uma expressão de perplexidade. Que constrangimento! Um passeio em família completamente destruído; temperamentos fora de controle, as crianças arruinando um momento planejado para elas. Sentada ali, pensando, senti pena daqueles pais. Graças a Deus não tenho filhos como esses.

10   Foi ele que começou, mãe!

Giro o relógio quatro anos para a frente, em um momento no qual estou repousando em uma praia maravilhosa. Estamos em férias, o sol está brilhando e todos deveriam estar bem – mas o bebê que eu carregava na barriga quatro anos antes acaba de destruir, maldosa e deliberadamente, o castelo de areia que seu irmão mais velho construíra com o maior cuidado e capricho durante a última hora. Então, este esmurra e derruba no chão o menino de 4 anos de idade, que está agora pendurado nas costas do irmão, agredindo-o no rosto com força. Os dois estão gritando e chorando, enquanto sua irmã, também aos gritos, instiga-os e coloca mais lenha na fogueira. Posso sentir os olhos de metade da praia sobre mim esperando que eu intervenha. Eu, também, tenho um avassalador desejo de me afastar dali e deixar toda aquela cena para trás... Por que, por que eles têm de brigar dessa maneira?

O que eu fiz de errado? Esse é um comportamento saudável e normal do processo de crescimento das crianças ou um sinal de que há problemas na família? O que eu faço agora?

POR QUE ESCREVI ESTE LIVRO

Como filha em uma família de quatro crianças e mãe de outras três, conheço um pouco sobre brigas entre irmãos. Então, alguns anos atrás, dei início às séries de televisão sobre educação de crianças e adolescentes *Little angels* e *Teen angels* para a BBC.* Eu estava retornando ao trabalho depois de dar à luz meu terceiro filho, e aquele parecia um encaixe perfeito entre vida pessoal e profissional. Durante o dia eu trabalhava com uma equipe de psicólogos,

---

* *Little angels* [Pequenos anjos] e *Teen angels* [Anjos adolescentes] são *reality shows* produzidos pela BBC (rede britânica de radiodifusão), com o objetivo de mostrar aos pais como lidar com os problemas comuns de comportamento de seus filhos, usando uma equipe de especialistas que observam a rotina da família e aconselham. (N. T.)

criando programas sobre famílias que enfrentavam problemas com o comportamento de seus filhos e, então, quando eu voltava para casa, punha a teoria em prática. Aprendi muitas coisas sobre como estimular e motivar o bom comportamento das crianças e também sobre como lidar com o comportamento indesejável delas. A grande mensagem dessas séries era: se você conseguisse estabelecer limites e encontrar maneiras claras de se comunicar com seus filhos, então, suas chances de ter uma vida familiar prazerosa seriam bem maiores.

Isso soa um tanto superficial, mas não há dúvida de que a maneira como você percebe seus filhos e interage com eles exerce uma profunda influência tanto no comportamento das crianças quanto no modo como elas tratam outras pessoas. Enquanto eu fazia os programas, era impressionante observar que algumas simples mudanças por parte dos pais podiam, realmente, fazer toda a diferença na maneira como as crianças se comportavam.

Entretanto, também ficava claro que a dinâmica familiar pode ser extremamente complicada, assim como o relacionamento entre irmãos. Deparei muitas famílias em que as tensões e as diferenças entre os irmãos de idades variadas estavam transformando a vida familiar em um inferno, e nem sempre havia uma solução rápida para crianças que não se davam bem. Fiquei interessada em aprender mais.

Enquanto isso, a despeito de toda aquela prática que eu tinha ao fazer os programas sobre educação de crianças, meus próprios filhos, que no momento em que eu escrevi este livro tinham 9, 7 e 4 anos de idade, pareciam viver em um estado de perpétuo atrito, oscilando entre disputas banais e guerra total todos os dias. Eu sei (ou penso que sei) que, no fundo, eles se amam, mas a competição e os conflitos constantes estavam me consumindo.

12   Foi ele que começou, mãe!

Assim, resolvi aprender mais sobre as causas da rivalidade entre irmãos e de que maneira nós, como pais, podemos fazer a diferença no modo como eles interagem. O conflito é inevitável ou pode ser prevenido? Por que esse problema é muito pior em algumas famílias que em outras? Quais atitudes os pais podem tomar para melhorar essa situação? Para chegar ao cerne do motivo que pode levar ao rompimento desse que é um dos relacionamentos mais complexos, conversei com psicólogos, especialistas em comportamento infantil, pesquisadores das relações entre irmãos e, evidentemente, um grande número de pais.

Quando contei a uma mãe que eu estava escrevendo este livro, ela sorriu e disse: "Talvez você possa descobrir o segredo para fazer as crianças parar de brigar e, depois, você pode patenteá-lo e vendê-lo no mundo inteiro!". Uma fantasia, de fato, mas espero que seja possível, pelo menos, trazer à tona algumas das causas que expliquem por que as crianças brigam e o que – se esse for o caso – você pode fazer em relação ao problema. Considerando que os meus próprios filhos estão bastante ocupados me oferecendo material de estudo, eles me ajudaram a testar algumas técnicas para levar a paz à nossa família.

UM RELACIONAMENTO ÚNICO

Naturalmente, os irmãos não brigam apenas. Não há dúvida de que ser irmão ou irmã é um dos mais intensos e extraordinários relacionamentos que qualquer pessoa pode ter. "As experiências deles fazem parte da nossa aventura de vida", observou uma mulher que é mãe a respeito dos próprios irmãos, e isso, com certeza, também vale para mim. Quando, por exemplo, hospedei-me na casa de meu irmão, que estava morando na Austrália, acabei conhecendo meu marido.

Contanto que um acidente ou uma doença não venha a atrapalhar, seus irmãos serão uma das presenças mais constantes ao longo de toda a sua vida. No entanto, para alguns, a rivalidade e a antipatia que experimentaram quando eram crianças também podem durar a vida inteira. Conheço várias pessoas que não falam mais com os irmãos; algumas se desentenderam por causa de ressentimentos na vida adulta, como disputas por herança, ou por uma aversão aos companheiros uns dos outros, mas para muitas a rivalidade vem desde a tenra infância.

"O relacionamento envolve muito mais que rivalidade", observa a professora Judy Dunn, que dedicou grande parte de sua carreira ao estudo do desenvolvimento do relacionamento entre irmãos.

Todos os aspectos que aprendemos ao observar irmãos têm sido importantes para mudar nosso entendimento a respeito do desenvolvimento infantil. Trata-se de um relacionamento em que você aprende muito sobre outra pessoa e desenvolve capacidades fundamentais para saber tanto como irritar quanto como confortar. Um irmão sabe muito bem o que aborrece outra criança e isso pode funcionar para o bem e para o mal. Mesmo aos 2 anos de idade, um irmão é capaz de perceber o que desagrada outra criança – e, então, o faz.

A maioria dos especialistas concorda que grande parte das desavenças que acontecem entre irmãos é uma maneira natural e valiosa de desenvolver várias competências para a vida, como a tolerância e o ato de dar e receber. Isso também nos ensina sobre os limites da paciência e da força de uma pessoa. Se eu não tivesse irmãos, quem mais em minha vida teria se escondido debaixo da minha cama fingindo ser um lobisomem, ou apagado

14 Foi ele que começou, mãe!

a luz quando eu estava tomando banho, ou enfiado um par de meias inteiro na minha boca, ou aperfeiçoado a técnica de me bater com uma sandália de dedo e cantarolar irritantemente meu segundo nome (que eu detestava) até eu chegar ao ponto de quase cometer um assassinato? Quem estaria ao meu lado fazendo clubes secretos, inventando idiomas esquisitos (que levavam nossos pais à loucura) e aprontando mil travessuras, desde beber o licor de menta de nossos pais até jogar frutas pelas janelas abertas dos vizinhos?

Muitas ocasiões em minha vida, tanto alegres como tristes, vivenciei com meus irmãos. Como adolescentes, meus irmãos e eu dividíamos amigos, música e algumas aventuras cabeludas. Minha irmã – que me contou recentemente que costumava me odiar – é hoje uma boa amiga, a quem visito o máximo possível, pois moramos em cidades diferentes. A vida com irmãos pode ser extremamente divertida e, em famílias como a minha, em que o número de crianças supera o de adultos, pode ser uma grande receita para molecagens e anarquia. Um irmão pode ser cúmplice, confidente, protetor e amigo.

Os bons relacionamentos entre irmãos também podem ajudar a estabelecer as bases para outros relacionamentos, ao nos ensinar como respeitar o ponto de vista dos outros. Os irmãos estão constantemente observando-se e aprendendo com isso, usando a competição que existe entre eles para desenvolver capacidades e habilidades que eles podem aplicar em suas relações interpessoais em geral. Esse é o lado positivo. O lado negativo é que aprender sobre o ponto de vista de outra pessoa nem sempre é uma coisa fácil. E, como pais, pode ser difícil enxergar o lado bom disso.

Os pais podem fazer a diferença?

"Você conhece a melhor maneira de evitar a rivalidade entre irmãos?", perguntou-me Daniel, pai de quatro filhos. "Não ter mais de um filho." Eu entendi o que ele queria dizer (ele, evidentemente, não). Entretanto, será que isso é o máximo que os pais podem fazer para ter certeza de que seus filhos irão viver em harmonia?

Alguns pais parecem ter uma postura um pouco arrogante, como se seus filhos sempre se dessem maravilhosamente bem. Às vezes, quando conto para algumas pessoas que meus filhos brigam sem parar, elas me olham com delicadeza e dizem: "É mesmo?" Um comentário que postei em um site sobre educação de crianças recebeu uma resposta enfática: "Meus filhos respeitam uns aos outros".

Entretanto, sei muito bem que não sou a única nessa situação. Uma pesquisa com meus amigos e colegas sobre seus próprios relacionamentos com irmãos me fez lembrar muito de minha própria infância:

> Coloquei um caranguejo vivo perto da orelha da minha irmã e ele a picou com sua pinça e ficou dependurado. Precisamos matá-lo para que ele soltasse a orelha dela.

> Minha irmã costumava atirar sapatos em mim na época em que dividíamos o quarto, e não de brincadeira. Ela geralmente mirava bem no meu rosto.

> Muitas vezes, meus irmãos me submetiam a um interrogatório: me amarravam em uma cadeira, miravam a luz em meu rosto e me faziam perguntas durante horas. Até perdíamos a hora do almoço.

16 Foi ele que começou, mãe!

Eu tinha tanta inveja dos cabelos cacheados de minha irmã, volumosos e escuros, que um dia eu os cortei enquanto ela dormia. Quando voltaram a crescer, ficaram lisos.

Eu cuspia no pão e depois assistia meu irmão comer o sanduíche feito com ele.

É evidente que o relacionamento entre irmãos é diferente das demais relações sociais. Com tais extremos de luz e sombra, saber quando intervir e quando deixar as crianças se entenderem pode ser um desafio difícil para os pais.

Com certeza, minha pesquisa também revelou que muitos irmãos sobrevivem a terríveis tempestades durante a infância para descobrir a amizade na vida adulta:

Eu odiava minha irmã quando morávamos juntos, mas hoje nos vemos todos os dias.

Meu irmão me azucrinava sem parar quando éramos pequenos. Hoje, ele é a minha fortaleza, me ampara como ninguém mais.

Em contrapartida, também fica claro que alguns irmãos podem nunca encontrar um meio termo:

Meu irmão e eu ainda nos falamos, mas se não éramos próximos, duvido que agora nos tornemos.

Jamais deixei de ter ressentimento em relação à minha irmã. Ainda sinto um nó no estômago toda vez que ela telefona.

A tentação pode ser apenas manter distância e deixar as coisas acontecerem: o que será, será. É certo que Elisa, mãe de cinco crianças, pensa assim.

O segredo de ter irmãos felizes e amorosos é simplesmente o seguinte: persista durante os anos de formação de seus filhos ou use algum método que funcione para sua família, como a boa e velha recompensa. É garantido: quando eles tiverem crescido, certamente vão querer se reunir.

No entanto, a psicóloga educacional inglesa Laverne Antrobus entende que o trabalho de ajudar os irmãos a viver em harmonia é "uma tarefa gigantesca". "Os pais podem ter um desejo idealizado sobre o bom relacionamento entre seus filhos, mas, com frequência, a realidade é bastante diferente", observa ela. E acrescenta:

Essas expectativas são importantes, mas podem não ser razoáveis. Aprender a viver junto é complexo, pois as crianças têm personalidades muito diferentes e tudo isso precisa fazer parte do sistema familiar. O método que as pessoas adotam como pais é fundamental, se elas estiverem procurando moldar seus filhos e torná-los diferentes daquilo que essencialmente são, então, as tensões irão surgir.

A psicoterapeuta inglesa Julie Lynn-Evans, que trabalha com crianças que apresentam transtornos emocionais e comportamentais, calcula que até um terço das crianças que atende têm problemas de rivalidade com os irmãos. Ela acredita que é importante fazer uma distinção muito clara entre o que pode ser visto, por um lado, como manipulação comum para alcançar uma posição, e a inclinação a testar limites que ocorre entre as crianças,

18   Foi ele que começou, mãe!

e, por outro, um desagrado deliberado e sinistro. "Os pais não devem temer a rivalidade entre os irmãos", sugere a psicoterapeuta. Ela completa seu pensamento:

> A competição é ótima para aperfeiçoar certas competências, como negociação e compromisso, para aprender o que você vai e não vai alcançar. Porém, quando o comportamento se torna venenoso e premeditado, ou quando é nocivo, esse é o momento em que os pais precisam tomar uma atitude a respeito.

Assim, considerando que seria ilusão a expectativa de extinguir a rivalidade entre irmãos, o modo como lidamos com a questão pode ter grande impacto sobre a vida dos nossos filhos. A maneira como as crianças se entendem entre si pode afetar toda a sua visão sobre os relacionamentos pela vida inteira; se formos capazes de ajudar os irmãos a ter um bom início de relacionamento, eles poderão estar mais bem preparados para sobreviver às inevitáveis dificuldades dos relacionamentos na vida adulta.

Outro ponto igualmente importante é o fato de que nós temos de viver com os nossos filhos enquanto eles crescem e, se a casa é uma zona de combate, ela se torna desagradável para todo o mundo. É lógico que quanto menos gritaria e conflitos houver, menos estressante será para nós, pais. Vale a pena estimular um relacionamento cooperativo entre os irmãos para assegurar um pouco de paz na casa, razão pela qual tive de trabalhar isso, porque, pelo menos em minha casa, as coisas se passavam da seguinte maneira:

UM DIA NA VIDA...

Hora do café-da-manhã.

A mãe está preparando a refeição.

A filha (FA), primogênita, entra e cumprimenta o filho mais novo (FN).

FN: *Vai embora!*

FA: *Não, esta casa também é minha, por isso, cala a boca! Bebê! Nenezinho!*

FN: *Não sou um nenê.* [Senta-se no meio do caminho e parte para o ataque enquanto ela passa.]

FA: *Ai! Cala a boca, seu bebê gorducho.*

FN: [Grita.] *Não sou gorducho.* [Bate nela de novo.]

A mãe consegue colocar as crianças sentadas à mesa e a calma é restaurada por alguns instantes.

FA: *Pare de pegar todo o açúcar!* [Arranca o pote da mão dele.]

FN: [Grito estridente.]

FA: *Nós dividimos as coisas nesta família. Por isso, cala a boca!* [Ela lhe dá um beliscão ao se mover.]

FN: *Mamãe, ela está sendo muito má comigo hoje.*

FA: *Estou mesmo, porque você é um bebê. Mamãe! Ele acaba de esfregar manteiga no meu vestido – por que você não dá uma bronca nele?*

Mais tarde, enquanto se arrumavam para ir à escola:

FA para o filho do meio (FM): *Menino estudioso que gosta de lição de casa, mas não gosta de esporte. Ha, ha, ha!*

FM: *Cala a boca! Cala a boca, pare com isso!* [Grito estridente.]

FA: *Não estou fazendo nada. Só estou penteando meu cabelo.*

FM: *Está sim, está me provocando.*

FA: *Parece uma menininha.*

FM: *Sua idiota gorda!* [Dá-lhe uma chicotada com a blusa do pijama que está segurando.] *Calaaaaaaaaaaboocaaa!*
FA: *Que bebezinho.*

Então, por onde começo? Pelo começo, é claro...

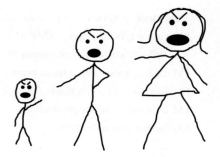

1. Não precisamos de outro bebê

Esta é uma conversa bem conhecida. "O pequeno Joaquim gosta da nova irmãzinha?", pergunta você à mãe radiante que acaba de ter o segundo filho. "Ah", a mãe abre um sorriso luminoso. "Ele simplesmente a adora!" "Como você pode ter tanta certeza?", você gostaria de perguntar, mas seria uma indelicadeza. Todos nós queremos que nossos filhos tenham um bom relacionamento entre si, e é justamente nesse ponto crucial, quando um se torna dois, que a rivalidade entre irmãos está pronta para começar. Os pais se preocupam pois, se cometerem um pequeno erro, seus filhos estarão em pé de guerra para todo o sempre.

Jamais esquecerei a expressão no rosto de minha filha, parada na porta do quarto do hospital, enquanto eu segurava seu novo irmão ao lado da cama. Os olhos dela tinham um ar mortiço que eu nunca vira antes; hesitação, desconfiança e o que parecia ser desalento, tudo transparecia em seu rostinho de 2 anos de idade. Mais tarde, quando voltamos para casa, vi o mesmo olhar novamente. Seu pai estava dançando na cozinha com o bebê nos braços, uma coisa que ele também havia feito com ela quando era bebê. Mais uma vez, seus olhos se tornaram sombrios e desconfiados. Evidentemente, do ponto de vista dela, essa não era absolutamente a ideia precisa do que havíamos dito que iria acontecer. Às vezes me pergunto se ela perdoou seu irmão por isso.

Parece provável que o primogênito que foi arrancado de seu pedestal e perdeu a atenção singular de seus pais para sempre

22 Foi ele que começou, mãe!

seja o candidato mais indicado a guardar ressentimento de seus irmãos, e a experiência da psicoterapeuta Julie Lynn-Evans sugere que existe alguma verdade nisso. Lynn-Evans atende uma grande quantidade de crianças que apresentam problemas desse gênero, formada por enfurecidos irmãos mais velhos que jamais superaram a vinda do irmão ou da irmã. Ela afirma:

> Observo, com muita frequência, que os filhos mais velhos ainda não acreditam que os irmãos mais novos tenham conquistado o direito de vir ao mundo, e ainda estão furiosos com o fato de eles terem nascido. Eles desejam que os irmãos sejam enviados para qualquer lugar, menos para a casa em que vivem. Eles ficariam felizes se seus irmãos mais novos simplesmente parassem de existir.

Evidentemente, esse ressentimento levou alguns anos para se desenvolver; no momento em que essas crianças, em particular, chegaram ao consultório da terapeuta tinham, em geral, entre 7 e 10 anos de idade. Contudo, se os pais quiserem evitar que seus filhos acabem na terapia por causa de ressentimento pelos irmãos, poderiam as sementes de um bom relacionamento – se não as da adoração – ser semeadas desde o início?

DANDO A PARTIDA PARA UM BOM COMEÇO

O aspecto tranquilizador (ou preocupante, dependendo da maneira como você encara a questão) é que pelo menos 50% das crianças – em alguns estudos esse número chega a elevados 90% – exibem algum nível de problemas comportamentais após o nascimento de um irmão, incluindo hostilidade, agressão e alterações de comportamento. Se seu filho grita, esperneia, passa a ter um comportamento mais infantilizado e até agride o bebê, pode ter certeza de que você não é o único a sofrer com isso. Entretanto, você pode obter algum consolo ao saber de resultados de estudos de longa duração sobre irmãos: essa reação, embora extrema, não indica necessariamente que o relacionamento será problemático para toda a vida. Além disso, embora exista muito que os pais possam fazer para assegurar que os irmãos tenham um bom começo juntos, a maneira como seu filho reage a esse fato não é responsabilidade totalmente sua.

A professora inglesa Judy Dunn, que realizou uma série de estudos de longa duração sobre o relacionamento entre irmãos, acredita que é importante para os pais aceitar e reconhecer essa condição. "Não seria correto afirmar que a manifestação de ciúme e de transtornos depende exclusivamente dos pais", insiste ela. "Você não pode subestimar a influência do temperamento nesses casos."

As crianças mostram diferenças marcantes desde o começo, por isso, se uma criança é calma e tranquila, ou, ao contrário, se é temperamental e intensa na maneira como reage aos acontecimentos, isso pode fazer uma enorme diferença no modo como ela se adaptará ao nascimento de um irmão. Uma criança instável, que se aborrece diante de mudanças na rotina, ou de novas experiências, como encontrar pessoas estranhas, tem a probabilidade de reagir mais intensamente que uma criança tranquila. Uma personalidade plácida ou dócil, mais capaz de acompanhar as marés, é propensa a ter menos problemas ao lidar com a comoção que a chegada de um recém-nascido traz. Além disso, o temperamento do bebê também pode provocar um choque. Se ele for exigente, manhoso ou sofrer de cólicas, pode ser mais difícil lidar com a situação, o que também pode afetar o relacionamento com os irmãos.

Assim, tirando algum consolo do fato de que nem todas as crianças necessariamente se adaptam umas à outras, o que você pode fazer para garantir que essa transição seja a mais tranquila possível?

Amenizando o choque

Sem dúvida, a vida após o nascimento de um irmão pode ser muito inquietante para qualquer criança. Entretanto, embora você já tenha tido um bebê antes e saiba que as coisas vão se ajustar e se tranquilizar, essa é uma experiência completamente estranha para um primogênito. O mundo como ele conhece está para mudar para sempre – de uma maneira positiva, é claro – mas não é nenhuma surpresa se isso causar incerteza e inquietação em seu filho.

O momento de contar a ele sobre a chegada iminente de um irmão é a primeira coisa em que devemos pensar. Paula, que teve seus filhos na década de 1950 e hoje é avó, recorda:

> Lembro-me de quando tive meu segundo filho. O médico me disse para não incomodar meu primogênito, na época com 2 anos de idade, falando sobre o bebê antes de seu nascimento, pois ele não iria entender. Ele reagiu terrivelmente mal quando levei o bebê para casa.

Atualmente, poucas pessoas pensariam em apresentar, de repente, um irmão já pronto ao primeiro filho, que de nada suspeita; mas também é possível exagerar na direção oposta.

Embora o fato de ser avisada com antecedência possa ajudar, não é proveitoso dar a notícia cedo demais a uma criança muito nova. Isso porque ela não é capaz de conceber alguma coisa no futuro remoto e, se você contar-lhe antes de apresentar pelo menos uma barriguinha, será um evento muito distante para ela compreender. Mesmo algumas poucas semanas são uma eternidade na vida de uma criança pequena, e ela pode ficar aborrecida com toda essa conversa sobre um bebê que, então, nunca chega. Datas associadas a outros acontecimentos que ela conhece podem ajudar: "depois das nossas férias de verão", por exemplo, ou "antes de seu aniversário" são informações que podem dar alguma noção de tempo.

O que, de fato, ajuda é envolver o filho mais velho nas preparações, de maneira que ele simplesmente vá se acostumando com a ideia de que alguma coisa está acontecendo. Quando eu estava grávida do meu filho caçula, levei o do meio comigo a muitos exames que fiz durante o pré-natal, a maioria por necessidade, e não por escolha. Ele ficou fascinado em ver o futuro irmão no ultrassom e adorou ouvir as batidas do coração do bebê pela cardiotocografia; ele gostava de descrever os batimentos cardíacos como "cavalos galopando". Obviamente, se na gravidez ocorrer algum tipo de complicação, isso não será possível.

Mais dicas para preparar seu filho para a chegada de um novo irmãozinho

☆ Dê prioridade aos irmãos mais velhos e passe tempo com eles sempre que puder. É importante para as crianças mais velhas perceber que, de início, um novo bebê não será um "amiguinho para brincar", mas uma criatura indefesa que não fará muita coisa por um certo tempo, com exceção de dormir e comer. Seja realista em relação ao fato de que, no início, o bebê pode não ser muito divertido.

☆ Convém enfatizar o quanto o filho mais velho é "grande": não apenas o quanto ele será capaz de ajudar a mamãe e o papai a cuidar do bebê, mas também todas as coisas divertidas que o pobre irmãozinho não poderá fazer, como comer bolo, ir ao parquinho ou andar de bicicleta.

☆ Mostre ao seu filho fotografias de quando ele era bebê e fale sobre as necessidades dele na época: como ele mamava no peito ou na mamadeira e precisava de ajuda para arrotar.

26 Foi ele que começou, mãe!

☆ Use brinquedos para representar o que você faz com os bebês. Nós usávamos o ursinho da minha filha para praticar inúmeras trocas de fraldas e para mostrar como acalmar o choro, enquanto meu filho do meio levava para a cama com ele uma boneca que, durante alguns meses, ele chamou de "seu bebê".

☆ Leia muitos livros. O nosso favorito era um que descrevia bem os sentimentos da irmã mais velha ao ser deixada de lado por causa do novo bebê, que demandava muita atenção, e mostra que mamãe e papai estavam extremamente ocupados e cansados após o nascimento dele.

☆ Se você precisar mudar seu filho do berço ou do quarto dele para acomodar o novo bebê, procure fazê-lo com bastante antecedência. Se ele estiver trocando de quarto, dê à mudança um caráter positivo e deixe-o "ceder" o quarto dele ao irmãozinho, ajudar a escolher as cores da decoração e, no geral, parecer estar no comando. Se seu filho tiver de passar por outras mudanças, como uma nova babá ou passar mais tempo com os avós quando o bebê chegar, vale a pena colocá-las em prática também com antecedência.

☆ Estimule as amizades de seu primogênito com outras crianças. Um estudo descobriu que ter um colega de brincadeiras bem próximo ajuda as crianças a interagir com seus irmãos e irmãs mais novos, talvez porque esse tipo de relacionamento desenvolve certas competências sociais que são necessárias nesse momento.

Quando o bebê chegar, estará na hora daquela primeira visita de importância crucial. É interessante que a mãe não esteja segurando ou amamentando o bebê no momento em que a irmã ou o irmão mais velho for à maternidade. Além disso, não espere que ele faça muita festa para o irmãozinho. Ao contrário, você é que deve agradá-lo por ele ser tão inteligente. A psicóloga Laverne Antrobus observa:

Com frequência, uma situação bem simples como para quem os avós fazem festa pode fazer uma criança se sentir muito frustrada e excluída. Um lindo bebê vai atrair a atenção de todos, por isso, peça aos visitantes para dar atenção ao seu outro filho antes de correr em direção ao recém-nascido. Isso vai dizer muito ao seu primogênito sobre o lugar dele na ordem de importância dentro da família.

Algumas pessoas fazem questão de ter um presente pronto para ser dado ao filho mais velho como se viesse do bebê. As crianças adoram a ideia de que o irmãozinho trouxe alguma coisa só para elas. Minha filha ainda se lembra do gatinho de pelúcia que chegou em uma caixa com seu irmão mais novo; durante muito tempo, ela pensou que o brinquedo fora colocado em minha barriga com o bebê.

Apesar de toda a minha preparação, minha filha não estava exatamente pulando de alegria quando seu primeiro irmão chegou, e não sei se eu poderia ter feito muito mais para estimular uma afeição maior. Entretanto, três anos depois, quando seu segundo irmão nasceu, ela saiu correndo pelo corredor do hospital determinada a ser a primeira a segurar o bebê. Levou tempo para ela se adaptar, mas ela abraçou o papel de irmã mais velha.

Por que o pequeno Joaquim deveria adorar sua irmãzinha desde o princípio? Na verdade, um novo bebê é uma mudança gigantesca, por isso, não seria realista esperar que o primogênito não a sentisse. Prepará-lo com antecedência não vai, necessariamente, evitar o surgimento de sentimentos negativos, mas reconhecer que esses sentimentos existem, em vez de negá-los, vai ajudar muito.

COMPORTANDO-SE MAL

Quando estamos completamente absorvidos com todas as necessidades e alegrias de um novo bebê, é difícil para uma criança reconhecer que o foco do nosso mundo mudou. Ao mesmo tempo, pode ser igualmente difícil para nós, como pais, nos lembrarmos de que ainda estamos no centro do mundo dela, mas bem menos disponíveis que antes.

Não é surpresa, além de ser muito comum, que os irmãos mais velhos mostrem uma série de reações: necessidade intensa de contato físico e ansiedade, recusa em fazer determinadas coisas, raiva e agressividade. Contudo, mesmo se você já esperar por isso, pode ser uma luta não responder a esse comportamento de seu filho com impaciência. Subitamente, seu primogênito lhe parecerá crescido e, porque o novo bebê tem necessidades muito maiores, é possível, irrefletidamente, esperar bem mais do que deveria de seu filho mais velho. É importante assegurar que suas expectativas em relação a ele não mudaram de repente, de modo que você passe a não tolerar um comportamento que simplesmente reflete a idade da criança.

Há também um outro lado nesse comportamento: um filho mais velho que é preterido pela presença de um bebê vai aprender, rapidamente, que a melhor maneira de conseguir atenção em uma família ocupada é sendo malcriado. Existe melhor maneira de ganhar atenção que ter uma explosão de raiva, mesmo que essa atenção venha na forma de uma bronca?

Os especialistas recomendam que uma das coisas mais importantes a fazer durante as primeiras semanas é procurar minimizar as mudanças na vida do filho mais velho e, principalmente, evitar diminuir o nível de brincadeiras e atenção que você dedica a ele. Nas primeiras semanas, provavelmente tudo o que você pode fazer é incluir um pouco de histórias ou de brincadeiras nos raros momentos em que o bebê está dormindo (e você não). Ter alguns privilégios extras, como ficar acordado até mais tarde quando o recém-nascido já está na cama, ou um momento especial de que o bebê não pode compartilhar, terá grande valor para uma criança mais velha.

Muitas mães contam que seu filho mais velho começa a fazer malcriações no mesmo instante em que elas começam a amamentar o bebê, seja correndo em volta, seja tentando subir no seu colo. Neide comenta sobre seu filho Rafael, de 2 anos e meio de idade:

> No exato momento em que eu me sentava e arrumava o bebê para dar de mamar, ele começava a fazer manha e a se comportar mal. De repente, ele sempre precisava tomar água ou fazer xixi, ou queria um brinquedo que não estava no quarto – qualquer coisa para me distrair do bebê. Ou, então, ele desaparecia e eu tinha de procurá-lo e ver o que estava fazendo; então, o bebê começava a chorar porque queria mamar.

A maioria das crianças apresenta algum comportamento pior que o usual, por isso, vale a pena estar preparado para testes engenhosos de limite. A professora Judy Dunn passou meses visitando famílias que tinham novos irmãos, observando as relações entre as mães e seus primogênitos. Ela descobriu que a frequência com que as crianças eram "deliberadamente malcriadas" aumentou três vezes após o nascimento de um novo filho, em geral, quando a mãe estava ocupada com o bebê. Ela conta:

> Um garotinho esperou até sua mãe começar a dar de mamar e, então, derrubou o varal na lama com todas as roupas ainda

30 Foi ele que começou, mãe!

presas nele. Outro derramou seu leite por todo o sofá, enquanto olhava incisivamente para a mãe que estava completamente absorta com o bebê.

Entretanto, as descobertas de Dunn são animadoras, pois sugerem que mesmo a reação mais extrema de um primogênito não significa toda uma vida de conflitos. "Uma criança que se torna demandante ou difícil não é especialmente predisposta a se relacionar mal com seu irmão ou irmã no futuro", conclui a professora. "Apenas porque eles se comportam mal hoje não significa que tudo será horrível." Curiosamente, ela descobriu que as crianças que não reagem são as que permanecem mais hostis aos seus irmãos mais tarde, particularmente aquelas que se retraem para um mundo só seu.

Descobrimos com o nosso estudo que se as crianças possuíam um objeto de transição (como bicho de pelúcia, mamadeira, chupeta ou fraldinha, por exemplo) ou chupavam o dedo, elas entravam quase em um estado de transe. Para as mães, isso pode ser muito útil; elas ficam calmas e alheias. Contudo, essas são as crianças que, talvez, acabem se revelando as piores. Aquelas que eram malcriadas tiveram um resultado melhor.

Descobrir maneiras de ocupar seu filho mais velho enquanto você cuida do bebê é fundamental. Neide recorda:

O melhor conselho que recebi veio de uma parteira, que sugeriu que eu pedisse a Rafael que me ajudasse a montar uma caixa de surpresas, cheia de coisas especiais de que ele gostava, e com as quais poderia brincar enquanto eu estava amamentando.

Funcionou bem. Continuamos a encher a caixa e ele me mostrava coisas e conversava mais comigo durante a amamentação. Depois, à medida que o bebê crescia, comecei a ajustar as mamadas com os horários das refeições de Rafael. Como ele ainda tinha a minha atenção, não se importava com o bebê. Ela também me disse para não o acostumar a se comportar mal oferecendo-lhe recompensas, como biscoitos ou doces. Achei que essa era realmente uma observação importante. Sei que se eu começasse a suborná-lo com biscoitos, ele continuaria a se comportar da mesma maneira.

QUEM É O BEBÊ?

Com todos aqueles mimos e atenção dedicados ao bebê, o filho mais velho pode sentir que não existem muitas vantagens em ser grande e que o melhor é ser o bebê. O comportamento regressivo, como fazer xixi na cama, chupar o dedo ou a chupeta, ou fazer birra, é bastante comum. Não são raros os casos em que as crianças voltam a acordar durante a noite, a querer a mamadeira novamente ou até mesmo a brincar com brinquedos de bebê.

Entretanto, o psicólogo clínico inglês Stephen Briers acredita que é importante para os pais compreender o que motiva esse comportamento e não se deixar absorver demais por ele. O clínico observa:

As crianças pequenas sentem ciúme porque o bebê está roubando os pais e a sua condição de ser o mais novo da casa. Ajuda se você for capaz de aceitar a situação. Dê tempo para seu filho regredir um pouco.

32 Foi ele que começou, mãe!

Certas crianças que já se vestiam sozinhas começam a pedir ajuda novamente; aquelas que já haviam aprendido a usar o peniquinho ou o vaso sanitário, de repente, retrocedem e acidentes passam a acontecer, precisando, até mesmo, voltar para as fraldas. Na maioria das vezes, parece melhor deixar que essa situação se resolva a seu tempo. Eu vinha tentando educar minha filha para usar o banheiro antes de seu irmão nascer, mas, assim que ele chegou, percebi que eu tinha de deixar isso de lado por um tempo. Por fim, o desejo dela de ser uma menina grande, enquanto o bebê era aquele que usava fraldas, ajudou-a a fazer progressos, mas levou tempo.

A regressão mais difícil de tolerar pode ser quando uma criança, que antes já dormia a noite inteira, começa a acordar ou levantar durante a noite. Essa situação necessita o mínimo de atenção para desestimular a criança a transformar a prática em padrão. O filho de Patrícia, André, de 3 anos de idade, acordava até sete vezes por noite durante os primeiros seis meses após o nascimento de sua irmã mais nova. Ela diz:

> Era um pesadelo, muito mais exaustivo que o bebê. Isso só parou depois que deixamos de lhe dar atenção quando ele nos chamava. Ele precisava entender que não havia nada a ganhar levantando durante a noite.

O BEBÊ VAI TER O QUE MERECE...

Todo o mundo tem uma história sobre as coisas que irmãos ciumentos fizeram ao seu pobre irmãozinho: colocar o bebê dentro da máquina de lavar roupas ou na gaveta de legumes da geladeira e pôr até alfinetes no seu berço. Um profissional da saúde disse a uma amiga minha que ela deveria assumir que todo irmão mais velho, na realidade, gostaria que seu irmão recém-nascido morresse e que, portanto, ela deveria tomar as precauções necessárias.

Existem certas crianças que, realmente, parecem determinadas a ferir seus irmãos. Quando Tânia teve seu segundo filho, Antonio, seu primogênito, Alexandre, então com dezoito meses, fez de tudo para causar problemas. Ela recorda:

> Ele era um menino muito inteligente nessa idade e parecia que ele havia decidido que a melhor maneira de lidar com a situação era eliminar Antonio. Ele pegou uma agulha de costura na gaveta da mesa e cravou-a na cabeça do irmãozinho quando ele tinha apenas um mês de vida.

Por sorte, o bebê Antonio teve apenas um ferimento superficial por causa da agulha, mas novas investidas estavam por vir. Certo dia, Alexandre pegou uma almofada e segurou-a sobre a cabeça do bebê. Logo depois, ele mordeu o dedo do irmão. "Antonio demorou para andar porque Alexandre o derrubava", conta Tânia. "Eu tinha de vigiá-lo o tempo todo." Um dia, quando Antonio havia começado a engatinhar, Tânia se distraiu por um instante. Então, Alexandre abriu a porta da frente da casa e o bebê saiu em direção à rua. "De repente, ouvi a freada dos pneus e gritos vindos da rua", conta ela. Antonio estava bem, mas um padrão se estabelecera para anos de rivalidade.

Para Leila, hoje na casa dos 40 anos de idade, as tentativas de seu irmão para "matá-la" quando era recém-nascida tornaram-se um folclore familiar:

> Minha mãe me contou que, quando foi apresentado a mim, ele arrancou o cobertor do meu berço e gritou: "Isso é meu!". Mais

34 Foi ele que começou, mãe!

tarde, ele jogou um brinquedo de metal em mim, que acertou a minha cabeça e me feriu. Depois disso, eu era mantida em um quarto trancado, de onde saía apenas para tomar banho e mamar quando ele não estava por perto. Apesar de tudo isso, gosto bastante dele hoje.

Embora todos esses acontecimentos rendam ótimas histórias, não seria justo ou saudável considerar seu filho um assassino de pimpolhos. Na verdade, provavelmente existe uma série de forças em ação quando uma criança faz alguma coisa para ferir o irmãozinho: irritação, ciúme, sentimento de curiosidade e uma completa incapacidade em conhecer a própria força física. Com frequência, esses sentimentos se misturam e uma criança pequena que está se sentindo rejeitada com a nova configuração da família e deseja manter a atenção dos pais vai aprender rapidamente que atacar o bebê serve muito bem aos seus propósitos. De qualquer maneira, os bebês não devem ser deixados sem a supervisão de adultos com crianças menores de 4 anos de idade que possam ser ásperas, agressivas ou muito inquisitivas. Nesses casos, uma possível agressão exigirá um tratamento firme e cuidadoso.

Às vezes, uma criança pequena está, simplesmente, sendo zelosa em excesso, podendo apertar o bebê sem ter noção da fragilidade dele. "Ele pensa que está fazendo cócegas sob o queixo de sua irmãzinha quando a está praticamente estrangulando", observa Teresa, referindo-se ao seu filho Caio, de 3 anos de idade. A melhor atitude nesses casos é ser claro e firme, mas sem chegar a extremos nem rotular a criança de malvada ou malcriada. Você também pode, gentilmente, mostrar a uma criança a intensidade ideal do toque em um bebê, mas sem que pareça uma repressão. Por outro lado, se você exagerar na reação, isso poderá tornar a criança mais determinada a ter atitudes agressivas.

Meu filho recém-nascido tinha menos de uma semana de vida quando sua irmã de 2 anos de idade pegou um pedaço de queijo na mesa e o enfiou em sua boca. Vi esse gesto como curiosidade e não como intenção maldosa, mas quando ela tentou jogá-lo contra o tapete, tive minhas dúvidas. Uma tarde, ela o pegou pelas pernas e o empurrou pelo chão como se fosse um aspirador de pó. Depois disso, tomei a precaução de não a deixar sozinha com ele, não porque pensei que ela pretendia feri-lo de verdade, mas porque ela era imprevisível.

Recentemente, assisti a uma cena de um vídeo familiar em que eu trocava o bebê. Minha filha levanta os pés do irmão e começa a brincar com eles, então tenta "dobrá-lo" no trocador. Ela para quando lhe peço, mas, depois, quando estou segurando o bebê, ela tenta nos cobrir com o trocador. Talvez ela realmente tenha sentido como se estivesse nos sufocando.

Explicar, pacientemente, a uma criança pequena, pela décima quinta vez no mesmo dia, por que ela não deve espetar o bebê pode ter seu preço. Tereza conta:

Caio está sempre batendo e empurrando o bebê, e sei que nem sempre reajo de uma maneira consistente. Sei que eu deveria reagir de maneira calma e firme, mas minhas emoções, muitas vezes, falam mais alto porque eu quero proteger a pequena e, então, grito com ele. Outro dia, ele a beliscou com força e eu simplesmente o agarrei e o coloquei para fora do quarto, depois passei o resto do dia procurando compensá-lo. Eu poderia ter batido nele, o que me faz sentir péssima.

"Comportamentos como esse são inacreditavelmente comuns", reafirma o doutor Stephen Briers. E complementa:

36 Foi ele que começou, mãe!

Contudo, você precisa contê-lo. No calor do momento, beliscar e espetar é um comportamento inaceitável como qualquer outro e, portanto, deve ser contido. Se for coisa pequena, procure distrair a criança, mas, se um mal for causado, você precisa lhe dar um sinal inequívoco de que aquilo não deverá acontecer novamente. Você deve deixar claro para a criança que beliscar o bebê não será tolerado, mostrando a ela que há uma consequência para esse comportamento, seja um tempo de castigo, o cantinho da disciplina* ou outro tipo de punição.

Algumas pessoas se sentem inseguras para aplicar o tempo de castigo, mas o doutor Briers sugere que esse método, provavelmente, é mais eficiente que levar o bebê para longe da criança:

Se você afastar o bebê, a criança pequena poderá se sentir ainda mais excluída. O tempo de castigo deve ser aplicado apenas por tantos minutos quanto for a idade da criança, por exemplo, três minutos para 3 anos de idade, não mais que isso. Depois do castigo, você pode reconhecer os sentimentos de seu filho pequeno. Deixe claro que você entende que ele se sente frustrado, mas que machucar o bebê não é uma maneira aceitável de mostrar isso.

Uma criança de 3 anos ou mais também pode ser incentivada a ser gentil e prestativa com o bebê com o uso de um quadro de estrelas, por exemplo. Cada dia começa com dez estrelas no quadro, e toda

---

* No original, *naughty step*, técnica que consiste em deixar a criança que apresenta mau comportamento sentada sozinha por alguns minutos (um minuto para cada ano de sua idade), pensando na malcriação que fez. Depois de tomar consciência do erro, a criança deve pedir desculpas aos pais e pode sair do castigo. *Naughty step* foi popularizado no Brasil pelo *reality show Supernanny*, produção da TV inglesa. O termo cantinho da disciplina é usado no programa *Supernanny*, do SBT, apresentado pela educadora Cris Poli. (N. T.)

vez que seu filho fizer alguma coisa boa ou positiva, ele ganhará outra estrela que será colocada no quadro. A cada mau comportamento, uma estrela será retirada do quadro. No final do dia, as estrelas que restarem no quadro poderão ser contadas e trocadas por um pequeno presente ou um agrado, como um tempo extra com você (de preferência sem incluir comida ou doces, que podem criar uma conexão nada saudável entre alimento e recompensa). Esse procedimento dará à criança um grande estímulo para mudar seu comportamento difícil.

C DE CULPA

Uma criança que está se adaptando à condição de ter um novo irmão pode se tornar especialista em manipular as emoções dos pais. Não deixe os sentimentos confusos e difíceis dela mexer com você. Ela pode estar passando por um período difícil de adaptação, você não, necessariamente, arruinou a vida dela. Lembro-me de me sentir inexplicavelmente culpada quando minha filha começou a chorar e dizer: "Eu quero sair de férias!", em um momento no qual ela se sentava comigo e o novo bebê. Como gozamos férias pouco antes de o bebê nascer, entendi seu comentário como um desejo evidente de retornar ao estado anterior, livre de seu irmão. Entretanto, talvez fosse eu inferindo uma conotação mais sofisticada de seus sentimentos que seu cérebro de 2 anos de idade conseguiria e, instantes depois, ela já voltara sua atenção para outra coisa.

"Senti como se ela estivesse zangada comigo e me rejeitando", conta Ana, cuja filha, Raquel, se tornou rebelde e chorosa depois do nascimento de sua irmãzinha Edna.

Sentia que ela estava com ciúme, mas não conseguia realmente articular esse sentimento. Um dia, ela disse para mim: "mamãe,

Edna precisa ir para o hospital agora". Percebi que ela queria dizer que era preciso devolvê-la. Ela parecia desesperada e isso me fez sentir culpada. Eu andava tão nervosa com ela e, de fato, não era culpa dela.

Um relacionamento cada vez mais tempestuoso com o filho mais velho pode também provocar sentimento de culpa. De uma hora para outra, a maior parte de seu contato com ele parece ser negativa. Se ele estiver apresentando um comportamento cada vez mais inadequado, será fácil cair em um ciclo vicioso, no qual você o repreende bem mais do que fazia antes de o bebê chegar, enquanto ele, por sua vez, reage às broncas com comportamento cada vez mais provocativo. Considerando que uma criança de 2 anos ou mais já está começando a testar os limites dos pais, o resultado pode ser explosivo. No entanto, o perigo dessa situação é que esse comportamento pode levar os pais a se indisporem mais e mais e a passarem cada vez menos tempo com o filho mais velho.

Da mesma maneira, uma criança pequena pode exigir tanta atenção que você acaba sentindo culpa por não saber, ao certo, se está passando tempo suficiente com o bebê, especialmente quando ele começa a crescer e a se desenvolver. Por sorte, o bebê nunca conheceu outra forma de tratamento e, desde que seja alimentado e trocado no momento em que precisa, provavelmente será mais paciente para esperar por atenção. Ana afirma:

Eu sentia culpa porque preferia ficar com o bebê. Raquel era tão difícil de agradar e parecia usar as mínimas coisas como desculpa para ter uma explosão de raiva. Porém, tudo melhorou quando encarei os sentimentos dela, em vez de apenas ignorá-los. "O bebê não é muito divertido para você, não é?", perguntei e ela assentiu com a cabeça. Eu não conseguia lhe dar tudo o que ela queria, mas conseguia compreender seu ponto de vista. Depois de um tempo, ela parecia menos sensível, assim, não nos alterávamos tanto uma com a outra.

O BEBÊ É SEU AMIGO

Embora você não possa evitar que seu filho mais velho se sinta confuso ou excluído com a chegada de um irmão, existe uma série de coisas que os pais podem fazer para ajudar a promover um relacionamento cordial e afetuoso entre eles. O estudo da professora Judy Dunn sobre a maneira como o relacionamento entre irmãos se desenvolve contribuiu para a descoberta de que despertar o interesse e o envolvimento do filho mais velho nos cuidados com o bebê pode ter um impacto vital:

> Nossa pesquisa evidencia que, nas famílias em que o primeiro filho se mostrava interessado pelo bebê e afeiçoado a ele, o relacionamento continuava a ser amoroso e protetor para as duas crianças.

Ao estudar muitas famílias ao longo do tempo, Dunn descobriu que as diferenças na maneira como a mãe falava sobre o bebê estavam relacionadas à qualidade do relacionamento que se estabelecia entre os irmãos. A abordagem que parecia surtir efeito acontecia quando as mães falavam a respeito do bebê como uma pessoa que possuía necessidades, desejos e sentimentos, além de estimular o filho mais velho a também expressar suas opiniões. Por exemplo, você poderia perguntar a ele porque o bebê estaria aborrecido, usando abordagens como: "Você acha que ele está com fome? Devemos lhe dar a mamadeira e ver se ele gosta?". Quando o bebê começar a sorrir, você pode dizer: "Olhe, o bebê está sorrindo para você, ele realmente gosta de você."

40   Foi ele que começou, mãe!

Quando meu terceiro filho nasceu, descobri que a tarefa de envolver seus irmãos mais velhos ficava mais fácil ao fingir que o bebê podia falar. Eu fazia a voz dele, que se vangloriava de todas as façanhas que ele vivia enquanto seus irmãos dormiam. Meu filho e minha filha adoravam corrigi-lo, lembrando-lhe pacientemente de que ele ainda era um bebê e jamais poderia ter uma motocicleta, ir à Lua ou patinar no gelo.

Tornar o bebê divertido e envolver as outras crianças pode funcionar muito bem para todos os lados. O filho mais velho pode gostar de aprender como brincar com o bebê, além de ajudar a trocar suas fraldas, a vesti-lo ou a, gentilmente, fazê-lo arrotar. Encontrei um momento muito meigo em um vídeo da família, em que minha filha de 2 anos de idade procura acalmar seu horrível irmãozinho. "Ah, você está chorando. Quer arrotar?", ela lhe pergunta, com grande curiosidade, enquanto dava tapinhas em suas costas, da mesma maneira como ela deve ter visto o pai ou a mim fazendo. As crianças pequenas ficam fascinadas por todo o tipo de coisas sobre o bebê; uma mãe, inclusive, chegou a mencionar a coloração amarela do cocô do novo bebê como uma grande fonte de interesse por parte de seus outros filhos. Você também pode mostrar ao seu primogênito as maneiras adequadas de tocar o bebê, usando comentários como: "Sua irmã gosta quando você faz cócegas no rosto dela."

Tânia, cujo filho Alexandre estava atacando vigorosamente o irmão, Antonio, percebeu que essa abordagem era importante para ela. "Eu costumava pedir a Alexandre que ajudasse a preparar e, depois, dar a mamadeira para o irmão. Fazê-lo se sentir responsável funcionou bastante bem."

Os bebês adoram brincar no chão e, à medida que o nenê cresce, uma criança pode, rapidamente, aprender que brincar com ele é uma ótima maneira de conseguir a atenção e o reconhecimento de seus pais. Com cerca de seis meses, um bebê é capaz de rir das brincadeiras engraçadas de seus irmãos, e fazer o bebê rir pode ser um grande estímulo para uma criança mais velha.

Estimular o desejo de ajudar também inclui não reagir com exagero ao entusiasmo de seu filho. Rosi ficou apavorada quando Tatiana, de 4 anos de idade, agarrou o bebê Marcelo de seu berço e cambaleou escada abaixo, segurando o irmão como se fosse uma boneca de pano. Rosi recorda:

> Ela parecia tão satisfeita consigo mesma ao me contar: "Mamãe, ele estava chorando!" Meu instinto imediato era gritar com ela, mas eu sabia que, se eu pegasse pesado, ela ficaria ressentida de verdade. Além disso, esse acontecimento mostrou que ela estava cuidando dele. Então, apenas lhe agradeci e agarrei o bebê de volta o mais delicadamente que pude.

O BEBÊ TAMBÉM SABE BATER

Para a maioria das famílias, a situação começa a se acalmar à medida que o primeiro ano do bebê passa e o filho mais velho torna-se mais acostumado a ter um irmão por perto. O bebê é percebido como uma criatura estática com a qual se pode brincar ou que se pode ignorar, dependendo do humor do filho mais velho.

Mas, então, tudo muda novamente quando o bebê começa a se movimentar, e as tensões podem se acumular. À medida que o bebê mostra interesse pelos brinquedos e jogos da outra criança, a questão de dividir e compartilhar revela sua verdadeira face. As crianças mais velhas podem se sentir extremamente frustradas quando os menores lançam mão de seus preciosos brinquedos; eles precisam aprender que se não querem dividi-los, então, devem mantê-los fora do alcance de seus irmãos mais novos.

Não me recordo muito dos primeiros dias após o nascimento do meu irmão, que é dois anos mais novo que eu, mas me lembro de um momento de intensa raiva em que ele caminhou, cambaleando, até o berço das minhas bonecas e subiu nele. Todo mundo achou que ele parecia uma gracinha, sentado ali como um boneco grande. Eu quis bater nele.

Além de se apossar das coisas dos mais velhos, o antes passivo bebê, agora, é capaz de se transformar em um agressor. Fiquei completamente embasbacada na primeira vez que o meu dócil bebezinho atravessou a sala e começou a desferir tapas em sua irmã mais velha com a palma da mão aberta. A expressão no rosto de minha filha era impagável: ela estava tão surpresa que permaneceu simplesmente imóvel com um olhar de absoluta descrença. Para uma criança que está acostumada a estar no controle da situação, a ideia de que o irmão mais novo pode tornar sua vida difícil é um verdadeiro choque. Ana também teve uma experiência semelhante com sua segunda filha, Edna, que começou a se tornar agressiva aos 2 anos de idade:

> Ela simplesmente agarra o cabelo da irmã e puxa com toda a força. E isso não acontece apenas quando lhe tiram alguma coisa – às vezes seus olhinhos brilham e, então, ela cruza a sala determinada a fazer isso. Porém, Raquel [sua irmã de 4 anos de idade] não revida. Às vezes, encontro Raquel em lágrimas porque Edna arrancou uma grande mecha de seu cabelo. Digo a Edna: "não", com muita firmeza e a afasto dali, mas não sei mais o que posso fazer. O pior é que ela nem parece se importar em ser repreendida.

O doutor Stephen Briers observa que é importante não deixar a criança mais nova prosseguir com esse tipo de comportamento. "Tão logo ela tiver idade bastante para compreender que alguma coisa não está certa, essa conduta pode ser associada a uma consequência significativa para ela", comenta ele. E prossegue:

> Entretanto, é preciso tomar uma atitude imediata. Muitas vezes, apenas o tom de voz e uma repreensão dura serão suficientes. Uma alternativa é manter a criança firmemente imobilizada por um minuto para mostrar que esse comportamento não é aceitável. Se o problema continuar ocorrendo, você pode pensar em colocá-la de castigo pelo tempo correspondente à idade dela. Além disso, é importante explicar para a criança mais velha o que ela pode fazer para evitar que a menor a machuque, sem feri-la também.

MAIS IRMÃOZINHOS...

Embora nada possa ser tão intenso quanto a transição de um para dois filhos, seria um erro presumir que crianças mais velhas não se incomodarão com o aparecimento de outros irmãos. Quando Suzana contou a seus filhos mais velhos que ela estava esperando seu quarto bebê, o segundo disse para ela, incrédulo: "mas, mamãe, não precisamos de outro bebê!" Irene se lembra:

> Quando contei para minhas filhas, na ocasião com 10 e 8 anos, que eu estava esperando gêmeos, as duas começaram a chorar. Elas os adoram agora, mas, com certeza, elas se sentiram desestabilizadas por um certo período pela ideia de que seu mundo mudaria tão radicalmente.

Grande parte dos conselhos que constam da literatura especializada para os pais trata da reação do primogênito ao nascimento de um segundo filho. A professora Judy Dunn observa:

É justo dizer que o impacto é maior sobre o filho mais velho. Quando nasce mais um, em geral, ambos se dão bem com o terceiro. Na maior parte das vezes, o fato de o primogênito ser desalojado é uma influência mais poderosa que no caso do segundo.

Contudo, para o filho mais novo que está prestes a perder seu lugar de bebê da casa, um novo irmão pode representar um golpe mais amargo. Ele pode jamais ter conhecido uma vida sozinho com seus pais, ao contrário do que seu irmão mais velho experimentou, mas ele gostava da sensação de segurança que ser o bebê lhe trazia. E, talvez porque os pais estejam começando a se sentir experientes por ocasião do nascimento de um terceiro filho, preocupam-se menos com tudo, deixando aquele que antes era o mais novo se sentindo ignorado.

Renato, de uma família de sete irmãos, lembra-se muito bem do que aconteceu quando o bebê que veio depois dele nasceu: "Da minha perspectiva de adulto, acredito que havia um nível de ressentimento que cada irmão mais novo sentia quando um novo bebê chegava e então se perdia a primeira posição."

Quando meu terceiro filho nasceu, seu irmão mais velho, então com 3 anos de idade, recusou-se decididamente a reconhecer sua presença. Se ele visse o bebê em uma sala, dava meia-volta. Depois, ele começou a dar atenção ao seu novo irmão de uma maneira desagradavelmente falsa. "Puxa, você é tãããããâo fofinho!", dizia ele ao bebê com sarcasmo. "Eu amo você de verdade." Eu não me deixava enganar por essas declarações de afeição. Contudo, olhando para trás, talvez porque havíamos feito isso antes, estávamos bem tranquilos em relação ao seu envolvimento com o novo irmão. Enquanto sua irmã, de 5 anos de idade, estava bastante ocupada com o bebê, era fácil para ele assumir uma posição secundária e limitar seu contato a umas poucas observações irônicas.

As filhas mais velhas de Elisa não se incomodaram com a perspectiva de ter um novo irmãozinho. "Quando anunciei minha quinta gravidez, as duas exclamaram: 'Oba! Agora podemos ter um cachorro!'", lembra-se ela. "Eu havia prometido um quando tivéssemos nosso último filho." Elisa e Joana, que também tem cinco filhos, acreditam que existe ainda uma outra vantagem para as filhas das duas, que são ambas as mais velhas de cinco crianças. "Elas são, provavelmente, as menos propensas de todas as adolescentes que conhecemos a engravidar cedo", diz ela. "Elas não têm nenhuma ideia romântica em relação a cuidar de um bebê."

QUAL É A MELHOR DIFERENÇA DE IDADES?

Tendo superado os altos e baixos do primeiro ano de vida da minha filha, fiquei horrorizada quando as pessoas começaram a me perguntar para quando eu estaria planejando ter outro bebê. A ideia sequer havia me ocorrido até perceber que, para conseguir a assim chamada diferença de idade "ideal" de dois anos, eu precisaria engravidar novamente na época em que minha filha tivesse quinze meses – e isso não deixava muito tempo para novas tentativas. "Você simplesmente não pode se arriscar a esperar", disse-me uma amiga de modo providencial. "O que acontece se algo der errado?"

Será que existe uma diferença de idade ideal para que nossos filhos possam desenvolver um relacionamento livre de conflitos? A crença mais comum parece apontar para dois anos como a diferença quase certa e, com certeza, depois de ter seu primeiro filho, você não terá de esperar muito tempo antes que as pessoas comecem a perguntar pelo próximo. Entretanto, por que dois anos deveria ser a melhor diferença? Embora as mulheres que deixaram para ter seus filhos mais tarde na vida provavelmente sintam que não podem esperar muito mais, a noção de intervalo ideal ainda é

46   Foi ele que começou, mãe!

um luxo relativamente moderno. Contudo, considerando que a tendência das famílias seja, cada vez mais, a de ter apenas dois filhos, a pressão para "fazer a coisa certa" torna-se mais intensa.

A maneira como decidimos espaçar o nascimento de nossos filhos, muitas vezes, tem suas raízes em nossa própria infância, e todos nós temos experiências diferentes para nos basearmos. Um de meus irmãos é quase dois anos mais velho que eu e o outro é quase dois anos mais novo que eu e, considerando que, em geral, ríamos juntos quando éramos crianças, entendo que a diferença de dois anos faz algum sentido. Entretanto, houve um intervalo de cinco anos até minha irmã nascer, o que me ajudou a perceber os prós e contras de ter um filho bem mais novo.

"Sempre acreditei que a diferença de seis anos entre mim e meus irmãos foi o que nos fez menos próximos e o que me tornou mais determinada a ter meus filhos em um curto espaço de tempo entre um e outro", diz Vanessa a respeito da própria infância. Contudo, Laura está no outro extremo:

> Deliberadamente, escolhi um intervalo de quatro anos entre o nascimento de um filho e outro porque eu odiava ter uma idade tão próxima à do meu irmão, que era apenas dezesseis meses mais velho que eu. Sempre senti que ele me vigiava de perto e eu queria que meus filhos tivessem uma atenção mais individual.

Uma diferença de dois anos significa ter um bebê e uma criança pequena ao mesmo tempo, o que pode ser exaustivo. Uma criança de 2 anos de idade pode exigir muita atenção, além de passar por uma série de mudanças em seu próprio desenvolvimento. Até certo ponto, o intervalo entre um filho e outro é uma questão de escolha pessoal: algumas pessoas acreditam que conseguir se livrar de todas as fraldas e da insônia no menor tempo possível é a melhor opção, enquanto outras preferem esperar até que o primogênito seja independente o bastante para, realmente, poder se concentrar no número dois. Algumas chegam até a pensar em ter um segundo filho somente quando o primeiro está pronto para ir para a escola.

Da mesma maneira, alguns pais imaginam que uma diferença maior de idade minimizará os conflitos, ao passo que outros acreditam que a criança que usufrui mais tempo como filha única será ainda mais ciumenta. Minha mãe, por exemplo, diz que uma diferença de mais de três anos é "bem conhecida por provocar ciúme, ressentimento e, possivelmente, comportamento agressivo contra o bebê". Alguns especialistas, "recomendam" um intervalo de quatro anos com o objetivo de dar aos filhos máxima atenção e oportunidade de um melhor desenvolvimento intelectual, enquanto outros acreditam que crianças de idades semelhantes vão brincar melhor, mas competir mais. Em termos da reação imediata ao nascimento de um irmão, existem alguns estudos que sugerem que crianças com idades entre 2 e 5 anos enfrentam mais dificuldades para se ajustar do que aquelas com menos de 24 meses de idade, talvez porque os mais novos tenham um desenvolvimento cognitivo reduzido.

Entretanto, a professora Judy Dunn acredita que a diferença de idade entre irmãos inquieta mais os pais que as crianças.

As mães se preocupam com a questão porque é uma das coisas sobre as quais elas podem ter algum controle, até certo ponto. Porém, descobri que uma criança de 5 anos de idade pode se sentir tão perturbada e aborrecida com a chegada de um novo irmão quanto um bebê de 18 meses.

De maneira geral, a professora parece ter descoberto que as diferenças na qualidade do relacionamento não se relacionam à diferença de idade.

48   Foi ele que começou, mãe!

Na maioria dos casos, descobri que a idade da criança quando nasce um irmão não explica a maior parte das dificuldades em seu relacionamento. A idade afeta a maneira como uma criança mostra essas dificuldades, como ela reage em relação às necessidades que sente da presença da mãe – os pequenos querendo mais atenção, os maiores se comportando mal –, mas, em termos de adaptação geral, não fazia tanta diferença.

Nesse meio-tempo, vários aspectos devem ser levados em consideração quando pensamos em aumentar a família: circunstâncias, idade, condições financeiras e, é claro, fertilidade, todos fatores que influenciam a questão. Afinal, a vida nem sempre acontece em linha reta.

Após uma primeira gravidez sem problemas e o nascimento de sua filha Fabiana, Sandra planejou um intervalo de dois a dois anos e meio antes de ter um segundo filho. Entretanto, foi apenas quando perdeu a gravidez seguinte que ela descobriu que era portadora de uma condição genética. "Quando perdi o bebê resolvi tentar outra vez e ter outro filho o mais rápido possível", conta ela. "Eu estava preocupada com a diferença de idade entre as crianças – Deus sabe por que, talvez por condicionamento".

Porém, o infortúnio aconteceu pela segunda vez e Sandra foi informada de que tinha somente 50% de chance de dar à luz um bebê saudável.

De repente, a preocupação com a diferença de idade passou para segundo plano. O problema, então, era se eu seria capaz de ter outro filho algum dia. Nunca imaginei ter apenas um filho e isso se tornou um enorme problema para mim.

Felizmente, a gravidez seguinte de Sandra foi saudável e Nicholas nasceu cinco anos depois de sua irmã. Essa grande diferença de idade funcionou bem para ela, que diz:

Hoje, nem penso em diferença de idade e ainda me pergunto por que eu me preocupava tanto com esse assunto. Nem chega a me aborrecer. Fabiana e Nicholas brincam tão bem juntos, e ela é maravilhosa com ele. Nem posso acreditar o quanto tenho sorte. Assim, quando ouço alguém perguntar: "qual a melhor diferença de idade?" ou dizer "estou planejando ter outro filho quando o bebê tiver 2 anos", eu apenas penso, "bem, nem sempre as coisas funcionam dessa maneira".

PEQUENAS DIFERENÇAS DE IDADE

Pequenas diferenças de idade parecem provocar reações intensas. "As pessoas que têm filhos com pequenas diferenças de idade estão apenas se vangloriando de sua fertilidade?", perguntava uma mãe; mas, para alguns pais, a questão não faz parte do grande plano da vida. Elisa tem filhos com doze meses de diferença entre eles. "Fiquei arrasada quando descobri que estava grávida outra vez", diz ela.

Durante a maior parte do primeiro ano de vida do mais velho, eu estava grávida e exausta. Depois, o primeiro ano de vida do mais novo foi tumultuado também, pois um mamava e o outro estava com os primeiros dentes nascendo. Porém, hoje, quando vejo todas as minhas amigas enfrentando a loucura de ter um recém-nascido e uma criança pequena, sinto-me realmente feliz por ter acontecido de outra maneira comigo. Não tive de lutar com problemas de adaptação porque eles jamais poderiam lembrar da situação. Eles brincam juntos maravilhosamente, embora também briguem muito.

É verdade que crianças que nascem mais próximas umas das outras se entendem melhor? Com certeza, duas crianças que têm idades bem próximas são mais propensas a compartilhar os mesmos interesses, brinquedos e amigos, mas a rivalidade entre elas também pode ser intensa. Elas podem brigar quando estão juntas, mas detestam ficar separadas. Leda reconhece essa situação de imediato.

Às vezes, o mais velho acha o mais novo irritante e a coisa esquenta muito. Mas, quando o mais velho ia para a casa da avó passar a noite, o irmãozinho realmente ficava triste. Ele era como uma alma perdida. Era tocante.

Por sua vez, Leila, cujos filhos Bernardo e Samanta têm uma diferença de idade de apenas quinze meses e, hoje, estão com 9 e 10 anos, acredita que essa proximidade de idade causa problemas. Ela observa:

Apenas do ponto de vista biológico, a cada estágio de seu desenvolvimento, tudo está acontecendo realmente muito junto. Isso tornou realmente muito difícil para eles encontrar a própria identidade e espaço.

Grandes diferenças de idade

Não há dúvida de que as pessoas com grandes diferenças de idade são sensíveis em relação a certas suposições dos outros: que filhos tardios não foram planejados, que devem ter pais diferentes, ou que a mãe não conseguia ver seus filhos crescerem ou não queria voltar a trabalhar. Causas bem mais prováveis das grandes diferenças de idade podem incluir problemas de fertilidade – com o tempo despendido com fertilização in vitro ou, talvez, com muitos abortos espontâneos – ou razões financeiras, com algumas pessoas adiando uma gravidez até se sentirem mais capazes de sustentar outra criança. Ou, às vezes, as pessoas, simplesmente, decidem que querem outro filho.

Contudo, existem algumas vantagens. As pesquisas sugerem que crianças com mais de 5 anos de idade são menos propensas a reagir mal ao nascimento de um irmão, embora, evidentemente, isso não signifique que não haverá repercussões mais tarde. Uma diferença maior também pode dar aos pais mais tempo para oferecer atenção individual aos mais novos, enquanto os filhos mais velhos estão na escola.

Uma criança mais velha é capaz de abraçar a ideia de ter um irmãozinho mais facilmente, além de ser mais predisposta a ajudar de maneira espontânea. Freud, por exemplo, pensava que o instinto maternal de uma irmã mais velha despertaria assim que ela alcançasse a idade de 5 anos, a idade da minha filha quando seu segundo irmão nasceu. Ela adorou a ideia de ter um bebê na família, pensou em chamá-lo de "anjinho querido" e fez móbiles de papel e cartões para ele. Outro dia, encontrei um deles: "para o melhor bebê do mundo". Ela adorava segurá-lo, ajudar a dar banho, colocar a chupeta em sua boca e dar a mamadeira.

Entretanto, só porque uma criança é mais velha e mais capaz de compreender o que significa ter um bebê não quer dizer que a transição será fácil. A mãe de Grace sofreu repetidos abortos antes de dar à luz sua irmã, por isso, ela tinha perto de 8 anos na época em que sua irmã nasceu. Grace recorda:

> Eu costumava rezar de joelhos toda noite por um irmão ou irmã. Porém, quando ela chegou, fiquei completamente fora dos eixos. Lembro de me debruçar sobre o berço e me sentir tão contrariada. Fui avisada de que a moleira da nenê era muito delicada e, mesmo assim, acertei a cabeça dela justamente aí com um chocalho. Obviamente, não tão forte, mas eu estava muito zangada com ela.

Dois anos mais tarde, quando uma segunda irmã se juntou à família, Grace se sentiu ainda mais excluída.

52   Foi ele que começou, mãe!

Naquela altura, eu poderia muito bem nem existir. Todas as atividades da família eram programadas em função das duas pequenas, o que me deixava frustrada. Imaginem como eu me sentia em passeios como alimentar os patos quando elas tinham 5 e 3 anos e eu, 13. Hoje, somos bem próximas, mas isso só aconteceu, de fato, depois que elas saíram de casa.

Além disso, a probabilidade de que crianças com grande diferença de idade possam brincar juntas é, evidentemente, menor. Minha própria irmã é sete anos mais nova que eu, e, embora tenhamos brincado muito juntas quando ela era pequena, entendo hoje que isso nem sempre era fácil para ela. "Muitas vezes, eu me sentia excluída porque você tinha suas próprias brincadeiras", observa minha irmã.

Mesmo quando você era legal comigo, havia um sentimento subjacente de que você poderia direcionar a história para onde quisesse. Você era bem mais velha que eu em termos de desenvolvimento, por isso, eu jamais teria o mesmo domínio de linguagem. Você poderia me pegar com seu sarcasmo e me deixar indefesa e com raiva.

Administrar as necessidades de crianças de diferentes idades também pode ser uma tarefa árdua. Vitória deu à luz seu quarto filho quando o mais novo que o precedia já tinha 9 anos e os dois mais velhos eram quase adolescentes. "Embora todos eles adorassem sua nova irmãzinha, realmente não brincavam com ela, o que significa que eu a mimava mais", afirma ela.

Nunca podemos agradar a todos ao mesmo tempo, e ela, de fato, restringe muito o que podemos fazer juntos, como uma família. Se vamos ao parquinho infantil, os mais velhos ficam loucos e as outras mães olham feio para eles. Se fazemos o que os maiores querem, então, é a pequenina quem reclama. Além disso, temos brigas terríveis por causa da TV – a pequena quer assistir ao canal infantil, enquanto os outros preferem a MTV. Às vezes, presencio acessos de raiva adolescente e birra infantil, tudo ao mesmo tempo. Tenho duas ótimas babás quando preciso de uma, mas, de certa maneira, sei que teria sido mais fácil se eu a tivesse mais cedo.

Carla, que tinha apenas 16 anos de idade quando deu à luz seu primeiro filho Leonardo, teve seu segundo filho, Danilo, com dezesseis anos de diferença.

Eles desenvolveram um relacionamento realmente muito bonito, embora Leonardo tenha ficado constrangido quando eu lhe contei que estava grávida, pois pensar no que eu havia feito era demais para ele. Ele nunca empurrou o carrinho do bebê para mim porque poderiam pensar que ele era um pai adolescente ou meu namoradinho.

O NÚMERO IDEAL DE FILHOS

Os frequentadores de sites e comunidades de mães na internet costumam debater a respeito do número ideal de filhos. Para alguns pais, dois é um número certinho demais, enquanto alguns acreditam que três provoca muito atrito e que "é uma multidão", pois alguém sempre ficará de fora. Já para outros, três significa que "sempre haverá alguém com quem brincar – a dinâmica do número três funciona realmente bem". Os defensores de quatro filhos afirmam que os irmãos podem se dividir em dois grupos, mas o número pode não ser adequado se você valorizar sua paz e privacidade. "Três significa trabalho duro", disse uma mãe, "mas quatro é penoso".

54   Foi ele que começou, mãe!

Estudos sugerem que a própria história de vida dos pais, frequentemente, tem influência sobre o tamanho de sua própria família. Tudo indica que as pessoas que vieram de famílias grandes podem ver mais claramente as vantagens de ter uma família grande. Considerando que tanto meu marido quanto eu viemos de famílias com quatro filhos, surpreende o fato de que paramos em três, embora, como sempre digo, eu teria tido quatro, se eu fosse mais jovem e mais rica (enquanto ele responde que, se tivéssemos quatro, ele teria ido embora). Contudo, meu pai era filho único, portanto, talvez, a falta de irmãos possa igualmente inspirar você a fazer uma opção diferente.

Evidentemente, existem prós e contras para cada conformação familiar. Às vezes, a limitação de ter apenas um irmão para se apoiar pode parecer severa, especialmente se você não se dá bem com ele. "Essa era a pior coisa de não gostar da minha irmã", diz Steph. "Perceber que estávamos presas uma à outra e que a situação não iria melhorar em nada. Aquela sensação de 'é só isso?' nunca foi embora."

De qualquer maneira, não existem certezas quando você está planejando sua prole. Mateus e Manoela decidiram tentar um terceiro bebê – e tiveram trigêmeos.

Estávamos planejando ter apenas três filhos e acabamos com cinco. Então, fomos de dois para cinco em apenas uma gravidez. Foi muito louco. Amo todos eles, é claro, mas criar cinco crianças em uma casa pequena é difícil. Eu gostaria muito de ter uma babá e uma empregada para passar a roupa!

Dez e contando...

Recentemente, ouvi uma mulher em um programa de rádio descrevendo suas experiências de integrante de uma família numerosa como "equivalente a abuso infantil. Eu recebia tão pouca atenção que poderíamos chamá-la de negligência", lamentou ela.

Hoje em dia, as famílias numerosas são relativamente incomuns, mas, como acontece com muitas coisas relativas a irmãos, parece não existir um consenso sobre se elas tendem a resultar em uma prole ruidosa e alegre ou em um bando de crianças se matando por um pouco de atenção.

Em um recente artigo, a escritora Amanda Foreman afirmou:

> Em famílias numerosas, as crianças parecem mais tranquilas entre si, mais confiantes e independentes porque não têm tanta atenção dos pais como aquelas que têm apenas um irmão.
>
> Aquelas que possuem muitos irmãos aprendem muito umas com as outras, compartilham todas as coisas, de brinquedos à atenção de seus pais. Enfrentando as dificuldades da vida familiar, elas aprendem a negociar e a assumir compromissos. Crescem sabendo que não são o centro do universo, o que só pode ser saudável.

Por outro lado, Foreman acredita que os pais que têm apenas dois filhos são mais duros, sufocando-os com seus desejos e sonhos e pressionando-os para realizá-los.

Renato, quinto de uma família de sete filhos, vê a questão de uma maneira um pouco diferente:

> O noivo de minha irmã costumava nos chamar de piranhas, porque ele achava que fazer as refeições conosco era como ter pedaços de sua carne arrancados por um cardume voraz de carnívoros famintos por atenção.
>
> Em nossa mesa de jantar, gritávamos uns com os outros e roubávamos a comida do prato dos irmãos mais novos.

Aprendemos a lutar por espaço, a lutar por atenção. A dinâmica de uma grande família não comportava os mais retraídos. Brigávamos, discutíamos e nos insultávamos como uma forma de esporte – e se você não conseguia rir de si mesmo não recebia nenhuma simpatia. Uma família grande com apenas dois pais não tem muito com que contar. Conseguíamos o que precisávamos de outras maneiras, em parte, brigando uns com os outros.

Esse pode ter sido um ambiente difícil para crescer, mas havia também certas vantagens, como observa Renato:

Todos os meus irmãos e eu somos bons em um grupo. Temos facilidade de conhecer novas pessoas e somos bons em entreter a nós mesmos. Às vezes, realmente parece um campo de batalha, mas crescer em uma família grande não é chato.

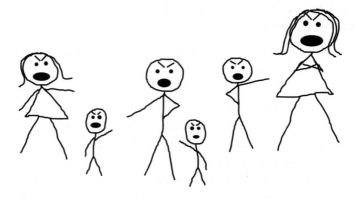

2. Eu sou mais velho que você

Seria ótimo poder pensar que seríamos capazes de prever de que maneira os irmãos iriam se relacionar de acordo com a ordem de nascimento. Com certeza, essa é uma questão controversa que inspira fascinação, sobre a qual existem muitos livros e estudos. Os entusiastas da ordem de nascimento acreditam que seu lugar na família afetará seus relacionamentos, sua autoimagem e suas interações com os outros por toda a infância, e que esta é a raíz de grande parte dos conflitos entre irmãos.

Entretanto, pode ser difícil aplicar o que conhecemos sobre ordem de nascimento como uma ciência precisa. Ao mesmo tempo em que existem, sem dúvida alguma, certas relações entre a maneira como as crianças se comportam e seu lugar na família, a ordem de nascimento não é, necessariamente, um indicador exato de como elas irão se desenvolver, como será o seu relacionamento ou se, de fato, as crianças se darão bem. As experiências que acompanhei na TV, em que especialistas procuravam adivinhar a posição de nascimento de algumas pessoas ao se basearem em informações sobre sua vida adulta, eram um fracasso lamentável. A personalidade das crianças, a maneira como são educadas e as circunstâncias sociais e econômicas da família – em particular, acontecimentos importantes, como doença, morte ou divórcio – são fatores que podem influenciar o modo de ser de cada indivíduo.

Mesmo assim, pode ser interessante e revelador para você pensar em si mesmo e em seus filhos no contexto da ordem de nascimento. Eu sou a filha do meio, espremida entre dois meninos e com uma irmã caçula que chegou por último, assim, posso atribuir, com alegria, algumas das minhas indisposições juvenis a essa posição; entretanto, meu irmão mais velho não se parece com um primogênito dominador de maneira nenhuma. Ao mesmo tempo, meu marido era o caçula adorado de quatro irmãos e ele parece nunca ter perdido aquela sensação de ser especial; seu irmão mais velho ainda se refere a ele, de maneira não muito amigável, como "garoto dourado". Em relação aos meus próprios filhos, tenho consciência de que, às vezes, espero mais da minha mais velha que de seus irmãos. Sei também que mimo o mais novo. Além disso, sei que, muitas vezes, atribuo algumas das dificuldades do meu filho do meio em negociar a vida familiar ao fato de ele ser "o filho do meio".

Embora essa possa ser uma maneira iluminada de olhar as coisas, também é importante não trancar as crianças em sua posição de nascimento. Cada posição tem suas vantagens e suas desvantagens, mas, em última análise, o que importa mais para cada criança é ser individualmente reconhecida, e não a ordem em que está em relação aos seus irmãos.

É DURO SER O IRMÃO MAIS VELHO

De acordo com a teoria da ordem de nascimento, o primogênito tem probabilidade mais elevada de ser competitivo, dominador, assertivo e autoconfiante, além de se sair bem na escola. O filho mais velho terá um forte desejo de agradar aos pais e pode procurar imitá-los. Devido ao fato de que o filho mais velho recebe os primeiros anos de intensa atenção de seus pais antes que um irmão apareça, é possível que os pais continuem a investir mais tempo e esforço em suas realizações; consequentemente, ele também pode se sentir pressionado ou pensar que é valorizado apenas se fizer tudo certo. Ele pode ser conscencioso e até perfeccionista, mas também controlador. Pode ser emocionalmente intenso ou autoritário e insistir em fazer as coisas da "sua maneira".

Com certeza, em algumas famílias a dominância do primogênito pode ser bastante duradoura. Até seu irmão Ivan fazer o melhor discurso masculino em seu casamento, William não havia percebido que Ivan se sentia sempre em sua sombra: "Ele disse que havia passado a vida inteira me admirando", conta William. Apesar de tudo, William não mostrou nenhum remorso:

Eu não estava interessado nele quando éramos crianças. Ele estava sempre atrás de mim e eu o chutava para escanteio. Ele queria fazer tudo o que eu fazia – e eu não queria fazer nada juntos. Ele sempre quis ser meu irmão, embora eu não compartilhasse os mesmos sentimentos em relação a ele.

De alguma maneira, essas questões nunca se resolveram entre os dois irmãos até que se tornaram adultos. "Eu não havia percebido que ele ainda carregava tanto ressentimento pela maneira como eu o dominava", diz William. "Talvez o fato de sermos meninos tenha piorado tudo."

Embora um primogênito dominador possa esmagar um irmão mais novo, é importante tomar cuidado para que o filho mais velho não seja, automaticamente, considerado culpado pelas coisas que dão errado. Minha filha sempre me acusa disso: "você sempre me culpa só porque eu sou a mais velha!". Da mesma maneira, o mais velho dos cinco filhos de Manoela, Ricardo, de 11 anos de idade, com frequência se vê encrencado por brigar com o irmão Tiago, de

60 Foi ele que começou, mãe!

9 anos. Entretanto, com trigêmeos de 6 anos de idade na família, Ricardo sente que sempre leva a culpa por tudo. Manoela comenta:

> É uma faca de dois gumes. Muitas vezes, ele começa a briga porque está de mau humor, mas sei que, em geral, é difícil para ele. Lamento de verdade por meu filho. Ele tinha 3 anos de idade quando seu irmão nasceu e, depois, 5 quando os trigêmeos chegaram, por isso, não recebeu muita atenção.

Um perigo é esperar demais de um filho mais velho, mas não oferecer nenhum privilégio em troca. Se um primogênito não sentir que existem vantagens que vêm com a idade, ele poderá lançar seu ressentimento sobre os irmãos mais novos. Um expediente que pode ajudar é fazer um esforço para incluí-lo em uma regalia especial ou atribuir-lhe responsabilidade para fazer pequenas tarefas, assim ele sentirá que está sendo reconhecido por ser o mais velho.

Manoela tem consciência de que Ricardo desfruta de mais privilégios que as outras crianças. Ela observa:

> Sei que coloco muito peso sobre ele. Ele compreende que é o mais velho e que as coisas são assim. Por outro lado, ele também recebe muito em troca. Todos os nossos domingos são dedicados ao seu treinamento de futebol e, além disso, ele está começando até a fazer compras para mim. Porém, do ponto de vista da atenção, ele passa mais tempo conosco quando os mais novos estão dormindo. Devido ao fato de ser o mais velho, ele fica acordado até mais tarde e esse é um momento especial.

É fácil ser levado a achar natural que as crianças mais velhas vão ajudar nos cuidados com o bebê e agir como um substituto não remunerado de nós. Embora seja extremamente útil usar o filho mais velho como nossos olhos e ouvidos, além de um bom par extra de mãos, ele não pode ser levado a se sentir responsável pelo comportamento dos mais novos. Minha filha, quando tinha 9 anos de idade, às vezes, vestia e arrumava o irmão de 4 anos, mas, se eu dependesse demais dela para fazer isso, o tiro poderia sair pela culatra. Ele poderia resolver não cooperar ou ela perderia a cabeça e, rapidamente, os dois estariam em pé de guerra.

Como uma criança mais velha, com frequência, fui incumbida de ajudar a tomar conta da minha irmã, que é sete anos mais nova que eu. Eu costumava caminhar com ela pelo corredor para mantê-la calma e, muitas vezes, brincava com ela. Entretanto, nem sempre me sentia responsável ou era sensata e, ao contrário, algumas vezes, chegava a provocá-la. Hoje, reconheço os mesmos sentimentos em minha primogênita. É maravilhoso quando ela deseja ajudar, mas expectativa em excesso a deixa frustrada e inclinada a reclamar.

Os primogênitos também são os pioneiros da família: os primeiros a ir para a escola, a fazer provas e a deparar com os desafios da adolescência. Em geral, são tratados com mais rigor e podem sofrer restrições bem maiores que aquelas que seus irmãos mais novos vão enfrentar na mesma idade.

Embora os especialistas afirmem que o primogênito responde mais facilmente à companhia dos adultos que os outros filhos, é importante não o transformar em um adulto mirim. Para Grace, ser muito mais velha que suas duas irmãs significava que ela sempre sentia receber um tratamento injusto. "Nossa mãe não ficou tão bem depois que elas nasceram, o que significou que eu precisava crescer rápido", observa ela.

Na época em que minhas irmãs estavam na escola, meu pai me usava como confidente para todo tipo de problemas, coisas

62 Foi ele que começou, mãe!

que eu não deveria ouvir, incluindo questões pessoais e preocupações com dinheiro. Eu sentia que minhas irmãs estavam sempre protegidas dos problemas da família. Somente depois que eu saí de casa, aos 20 e tantos anos, que eu pude quebrar essa dinâmica familiar em que elas eram os bebês protegidos e eu era a garota crescida.

De maneira semelhante, Silvia sentia que sua irmã, sendo a mais nova, mais imatura, escapava de muitas coisas. "Ela era poupada de coisas que eu tinha de enfrentar. Os mais velhos quebram as barreiras e, então, os mais novos irrompem por elas sem sequer notar."

A SÍNDROME DO FILHO DO MEIO

Certos especialistas em ordem de nascimento afirmam que são capazes de identificar um filho do meio, sempre; alguma coisa relacionada a um chip maciço firmemente implantado em seu ombro, talvez. De qualquer maneira, o consenso geral é que o filho do meio sofre de um permanente estado de injustiça e sente que não é tão amado nem desejado quanto os filhos mais velho e mais novo. Ele não tem nem o status do mais velho, nem as vantagens do mais novo, sentindo-se como um "joão bobo"* ou um estranho no ninho. Ele acredita que recebe menos tempo, atenção e até menos recursos financeiros de seus pais; para chamar a atenção, ele pode oscilar entre a rebeldia e a tentativa de agradar. Enquanto os primogênitos têm maior probabilidade de ir bem na escola, os filhos do meio, aparentemente, são mais propensos a abandonar

---

* No original *piggy in the middle*, conhecida no Brasil como joão bobo, é uma brincadeira infantil em que três crianças ou mais passam a bola entre si, enquanto uma das crianças, o joão bobo, voluntário ou sorteado, fica no meio, procurando interceptá-la. Quando consegue pegar a bola, o joão bobo troca de posição com a criança que errou a jogada. (N. T.)

os estudos, ganhar menos, engravidar na adolescência e até a entrar na criminalidade. Evidentemente, exagerei um pouco.

Entretanto, do lado positivo, o filho do meio leva vantagem por ser, ao mesmo tempo, o irmão mais velho e o mais novo; ele tem um líder para guiá-lo e um seguidor para admirá-lo. Essa condição pode ajudá-lo a se tornar um bom negociador, e, portanto, com frequência, desenvolve um forte senso de justiça.

"Com certeza eu me sentia excluída sendo a filha do meio", afirma Suzana, "e isso explica, em parte, porque decidi ter quatro filhos". Ela lembra:

> Minha irmã mais velha fazia tudo primeiro, tinha toda a responsabilidade e todo o poder. Por outro lado, minha irmãzinha interpretava, ao extremo, o papel de bebê, com ataques de raiva e abusando de seu poder. Penso que eu não tinha uma noção clara do meu lugar na família e, possivelmente, por essa razão, eu me tornei a palhaça do grupo, porque agir como uma idiota é uma ótima maneira de ganhar alguma atenção. Hoje, como adulta, ainda faço esse tipo de coisa.

Em contrapartida, nem todos compartilham dessa visão negativa. Keith, que é o segundo entre três meninos, acredita que ele teve o melhor de todos os mundos:

> Minha mãe era menos estressada comigo que com o meu primeiro irmão. Eu pensava que ser o número dois era um bom lugar para estar: menos da pressão que meu irmão mais velho recebia e menos da sensação de "o último" do número três. Meus dois irmãos sempre queriam brincar comigo, assim, eu me sentia como se estivesse no controle.

"Minha irmã era a filha do meio em nossa família", conta Douglas. "Ela passava um bom tempo reclamando sobre favoritismo, por isso, meus pais ficaram tão preocupados que ela se sentisse excluída que, na verdade, ela recebia toda a atenção!"

Os especialistas acreditam que um filho do meio precisará de uma dose extra de apoio e que você precisará reservar um tempo só para ele, longe do mais velho agressivo e do mais novo sedento de atenção. O filho do meio pode sentir que o irmão mais velho é elogiado por ser capaz de ajudar, e o mais novo, por desenvolver novas capacidades. Estimule seus interesses e peça sua opinião. Além disso, ele pode precisar de elogios extras.

Meu filho do meio tende a se autodepreciar; assim, quando eu o elogio, ele o rebate de volta para mim. "O seu texto está realmente bom", posso dizer-lhe e, então, ele responde: "não, não está, é um lixo". É como se ele precisasse de uma dose extra de apoio, talvez porque ele acredite, verdadeiramente, que não pode se igualar à sua competente irmã mais velha. Porém, se eu lhe dou responsabilidade pedindo para tomar conta de seu irmão mais novo, ele simplesmente é capaz de se mostrar à altura do desafio.

Em famílias com quatro crianças, os filhos do meio ocupam posições um pouco diferentes. "Eu diria que quatro minimizam, de fato, a síndrome do filho do meio", diz Suzana.

Embora todos eles tenham um bom relacionamento, os dois mais velhos são muito chegados, o que significa que, se eles saírem juntos, o número três ainda tem o número quatro. Porém, de qualquer maneira, qualquer combinação entre eles funciona em certa medida. Todo o mundo sempre pode contar com alguém.

Em minha própria família de quatro crianças, parecia que meu irmão mais velho estava sempre aliado à mais nova, minha irmã, enquanto o filho do meio dois, meu irmão mais novo, e eu éramos os encrenqueiros. Entretanto, essas combinações estavam sempre mudando, com o irmão mais velho aplicando a máxima do "dividir para governar" e manipulando meu irmão mais novo e eu para que ficássemos um contra o outro.

Os especialistas em ordem de nascimento também fazem uma distinção entre o filho do meio em uma família de três e o filho do meio em uma família maior. As crianças que estão no meio de uma grande família podem se queixar de que estão inseridas nas duas extremidades do espectro: quando há obrigações para as crianças maiores, os do meio estão entre elas; mas, quando há menos privilégios para as crianças menores, eles também estão entre elas. Os filhos do meio em uma grande família podem também ser menos competitivos que seus irmãos – como seus pais não têm muito tempo para dedicar a cada criança, os filhos do meio aprendem a cooperar para receber a atenção ou o status que desejam.

O filho do meio de Manoela, Tiago, que nasceu entre o filho mais velho e os trigêmeos, conseguiu encontrar sua própria maneira de obter atenção.

Ele é um pouco intelectual, assim, ele consegue sua atenção indo realmente bem na escola. Além disso, peço a ele que leia histórias para os menores na hora de dormir, assim, ele tem alguma responsabilidade. Agora, quando eu o deixo fazer compras para mim, então, ele se sente de fato importante.

Curiosamente, famílias que têm gêmeos mais um outro filho também relatam a ocorrência da síndrome do filho do meio. Daniel, que é gêmeo e vive essa configuração familiar, conta:

Minha irmã mais velha fazia questão de ser a primeira a fazer tudo e era sempre a chefe. Já minha irmã gêmea, que é doze minutos mais nova que eu, sempre se comportou como bebê. Então, eu tive de ser mais independente. Talvez eu tenha contribuído para essa situação por ser o único menino, mas sempre me senti como se fosse excluído, espremido entre duas meninas.

É DURO SER O IRMÃO MAIS NOVO

Seja uma questão importante para nós ou não, as crianças são obcecadas pela ordem de nascimento. Em minha família, por exemplo, o insulto número um é "bebê!". Meus filhos têm uma consciência extrema sobre idade e ninguém deixa isso transparecer melhor que o mais novo. Um tempo atrás, ele surgiu com uma resposta esperta para qualquer um que chegasse a mencionar que ele era um bebê. "Você foi um bebê, ha ha!" zombava ele. Não há muito o que dizer sobre isso.

A literatura especializada afirma que o filho mais novo será mais criativo, encantador e amoroso que seus irmãos mais velhos. Por outro lado, será menos consciencioso e capaz de compensar, com alegria, o fato de ser o mais jovem roubando a atenção de seus irmãos. Considerando que os pais estarão bem ocupados com sua família em expansão, ele poderá se sentir menos pressionado pelo controle paterno e materno, o que pode torná-lo menos convencional e mais aberto a aventuras.

Os filhos mais novos geralmente desenvolvem competências sociais desde bem cedo, já que têm irmãos com quem aprender isso. Em contrapartida, pode ser fácil permanecer um bebê, pois as mães são propensas a mimar seus filhos mais novos. Meu filho mais jovem está demorando para se desfazer de toda a parafernália da primeira infância, porque não há nenhum novo bebê nos seus calcanhares pronto para tomar posse de seu berço, de seu carrinho ou de sua mamadeira. Ele ainda consegue me convencer a carregá-lo e pedia para usar o carrinho de bebê até seu quinto ano de vida, comparado com sua irmã mais velha que nunca andou em um carrinho novamente depois dos 2 anos de idade. Os irmãos caçoam dele dizendo que ele não vai conseguir limpar o bumbum ou colocar os sapatos até a época de começar a estudar, e isso é verdade. Ele reluta muito mais em se tornar independente.

Muitas famílias descrevem o mais novo como o mais tranquilo, aquele que nunca precisa se preocupar com nada porque tudo vai até ele. Ele pode estar acostumado com os irmãos lhe trazendo os brinquedos e carregando-o para todos os lados. Minha filha, com frequência, carregava meu filho mais novo nas costas como se fosse um macaquinho; não foi à toa que ele não andou até quase os 18 meses.

Entretanto, alguns filhos mais novos se livram dos apetrechos de sua vida de bebê o mais rapidamente possível e vão falar e andar mais cedo em uma tentativa de alcançar seus irmãos. Meu filho mais novo tem um amigo que também é o mais novo de três irmãos; ele reclama se você lhe der um prato ou talheres de plástico, insistindo: "eu não sou mais um bebê, sou um menino grande!". Além disso, existem certas coisas que o bebê pode conseguir fazer bem mais cedo que seus irmãos. Eu não permiti que minha filha mais velha assistisse a alguns programas de TV com 3 anos de idade, e uma vez que as crianças mais velhas passem a assistir, é fácil para as mais novas conseguir dar uma olhada escondida sem que alguém realmente chegue a perceber.

Ele pode ser mais mimado, mas ser o bebê é uma bênção ambígua. Meu próprio filho mais novo costuma perguntar: "por que eu sempre tenho de ser o último?" Sua impressão é a de ser constantemente tirado da jogada pelos mais velhos e de ser alvo de humilhações implacáveis: "você é um bebê, não pode fazer isso". Assim, ele costuma rever, eternamente, a situação de seus privilégios. "Quando

68 Foi ele que começou, mãe!

eu tiver 5 anos, vou para a escola", anuncia ele. "Quando eu fizer 6 anos, vou dormir fora de casa. Quando eu fizer 8 anos, vou ter um porquinho-da-índia." Com o irmão e a irmã mais velhos estabelecendo as regras básicas, fica parecendo que tudo já está planejado para ele. "Por que eu não posso ter um Nintendo DS?" reclamou ele recentemente. "Porque eu não tive um até ter 6 anos", respondeu seu irmão com firmeza, "por isso, você tem de esperar para ter o seu..." (exceto pelo fato de que o astuto e velho bebê deu um jeito de colocar suas mãos sobre o jogo meio quebrado que seu irmão descartara e, assim, tomou posse do brinquedo).

Para compensar o sentimento de sempre ser o último, o pequenino pode buscar atenção fazendo pirraças, como jogar comida por cima da mesa, ou bagunçar de propósito as coisas que seus irmãos mais velhos estão fazendo. Ele também pode ser um manipulador. Nos últimos meses, comecei a ver que meu filho mais novo é incrivelmente provocativo. Por exemplo, ele gosta de pôr lenha na fogueira e se afastar depois, fazendo um comentário provocativo ao acaso para, então, reclamar com veemência quando seus irmãos revidam. Além disso, ele é extremamente eloquente ao mostrar sua insatisfação, gritando de tal maneira que faz você ceder somente para ter um momento de paz.

O filho mais novo pode, às vezes, explorar sua condição de bebê para escapar de suas obrigações. Ajuda dar ao mais novo tarefas adequadas à sua idade para reforçar a ideia de que ele é um membro ativo e participante da família, e não um bebê. Essa iniciativa pode aumentar sua confiança em si mesmo e ajudá-lo a sentir que é capaz de acompanhar seus irmãos mais velhos.

Muitas vezes, as crianças mais velhas sentem que a mais nova tem permissão para deixar de fazer as coisas e isso pode provocar conflitos. Luisa conta como sua irmã sempre tinha ciúme de seu status na família como a mais nova entre quatro crianças.

Ela estava sempre me acusando de "conseguir tudo". Foi apenas quando tínhamos 20 e poucos anos que pude fazê-la entender que havia um outro lado da moeda: que eu sempre estava lutando para não ser vista como a nenê e como tudo isso era difícil para mim, às vezes. Acredito que ela compreendeu, porque passamos a nos relacionar muito melhor depois disso.

As crianças mais novas podem também venerar seus irmãos mais velhos e ficar confusas com a inevitável rejeição que sofrem às vezes. Podem se sentir abatidas e desestimuladas, e a sensação de que nunca conseguirão atingir o mesmo "nível" dos mais velhos pode levá-las à passividade ou à agressividade. Às vezes, podem precisar de proteção ou de apoio para se defender.

Para Julia, de 32 anos de idade, ser a mais nova significou ter de se esforçar ao máximo para se igualar a seus dois irmãos, que tinham 6 e 9 anos quando ela nasceu. "Sempre tive de me adequar a eles", lembra-se ela.

Eu queria brincar com meus irmãos, mas eles eram tão mais velhos que eu tive de, realmente, me lançar em coisas para ser aceita. Isso incluiu um pouco de *bullying* bastante desagradável. Esse era o seu "prêmio" por ter uma menininha correndo atrás deles o tempo todo. Em geral, eles me davam tarefas impossíveis, por isso, não podia participar. Uma vez, eles até fizeram eu me jogar do telhado. A principal maneira que eu tinha de dar o troco era, realmente, fazer tudo o que eles faziam. Eu aceitava o desafio e, em geral, continuava lá, insistindo. Isso me transformou na insuportável competitiva que sou hoje.

Os estudos sobre a ordem de nascimento sugerem que os mais novos são menos propensos a ser disciplinados e a se ater às regras.

70   Foi ele que começou, mãe!

Contudo, pode haver menos regras de qualquer maneira. Minha irmã reconhece que, com irmãos nove, sete e cinco anos mais velhos que ela, não havia mais batalhas verdadeiras para travar na época em que ela chegou à adolescência. "O que havia ainda a fazer quando cheguei a ela?", pergunta minha irmã. "O limite para a rebeldia estava tão mais distante que eu senti que não precisava me preocupar."

GÊMEOS — PROBLEMAS EM DOBRO?

Hoje, ter gêmeos é algo comum: há seis pares na pequena escola dos meus filhos. Mesmo assim, é um relacionamento diferente de qualquer outro, sem contar que ter gêmeos dá a você um status de celebridade. "Gêmeos significam atenção constante", observa Lúcia, mãe de gêmeas, hoje com 11 anos de idade. "Jamais consegui andar pela rua com o carrinho das gêmeas sem que uma pessoa me parasse". "As pessoas não conseguem deixar de comentar", concorda Dora, que têm meninos idênticos de 5 anos de idade. "Sempre me dizem que tenho sorte por ter gêmeos, mas a verdade é que pode ser muito intenso. Gêmeos significam trabalho árduo e ininterrupto."

Além da enorme sobrecarga de trabalho de ter dois bebês ao mesmo tempo, o relacionamento entre os gêmeos pode influenciar os pais que se deixarem levar por isso. Embora os gêmeos possam ser muito próximos, eles também sabem melhor que ninguém como fustigar um ao outro, e eles podem ser particularmente inconstantes. Além disso, podem apresentar uma influência assustadora contra os outros. "Elas sempre se unem contra mim", admite Lúcia. "Mesmo quando eram pequenas, elas minavam a minha autoridade. Se eu tentasse punir uma delas, a outra sempre me dizia para poupar a irmã."

Como com quaisquer outros irmãos, o temperamento de cada gêmeo terá grande influência na maneira como eles vão se relacionar e, evidentemente, não existe a certeza de que irão se dedicar um ao outro. A professora de maternal Nicole conta que seu relacionamento com o próprio gêmeo, um menino, não foi especialmente próximo. "Sempre fazíamos coisas diferentes", diz ela. "Gostaria que tivéssemos sido mais próximos, mas as coisas simplesmente não foram assim." Na escola maternal em que trabalha hoje, ela tem sido testemunha do quanto o relacionamento de gêmeos pode variar:

> Atualmente, existem quatro pares de gêmeos de idades semelhantes na escola e todos eles são muito diferentes. Um desses pares é absolutamente inseparável. Estão de mãos dadas o tempo todo e não conversam com mais ninguém. Posso observar que um constantemente reprime o outro. Por outro lado, há outro par que é muito mais extrovertido, eles dificilmente se aborrecem um com o outro.

Embora os pais não possam influenciar o quanto seus gêmeos irão se relacionar bem, esforçar-se para que cada um seja reconhecido como indivíduo e procurar os pontos positivos de cada criança pode ajudar. Os gêmeos, particularmente, sofrem com rotulações e comparações; estudos também descobriram que os gêmeos recebem menos *feedback* positivo, talvez porque os pais não queiram correr o risco de distinguir um deles em relação ao outro quando estão fazendo as mesmas coisas. É importante mostrar a cada gêmeo que eles são queridos por si mesmos, sejam quais forem seus interesses ou aptidões.

Lúcia conta como começou a pensar em estabelecer a identidade individual de suas filhas gêmeas, mesmo antes de nascerem:

72 Foi ele que começou, mãe!

Fui a uma palestra no hospital e aprendi a não fazer coisas como vesti-las da mesma maneira ou chamá-las de "as gêmeas". Também aprendi a não lhes dar nomes que soassem parecidos, por exemplo, Juliana e Tatiana, tampouco nomes extremamente diferentes, como Beatriz e Janaína, porque poderia ser mais difícil para a criança dizer e aprender a escrever o próprio nome, o que ela poderia sentir como uma desvantagem.

Mesmo preparada para a luta, Lúcia descobriu que tratar as gêmeas como pessoas diferentes era uma tarefa difícil. "É tentador querer compará-las," admite ela, "tenho de me segurar o tempo todo. Procuro fazer todo o possível para que elas sejam os indivíduos que são e para ajudá-las a cultivar amigos diferentes."

Os gêmeos podem sentir que precisam exagerar suas diferenças para estabelecer sua própria identidade. Lúcia continua:

Elas ficam muito zangadas se você as confunde. Mesmo assim, as pessoas as tratam como um par. Quando uma tinha problemas na escola, a professora lhe perguntava: "Sua irmã teve alguma coisa a ver com isso?" como se o fato de uma ter mau comportamento automaticamente significasse que a outra também teria.

Muitas escolas aconselham colocar os gêmeos em classes separadas, para que eles possam desenvolver suas próprias amizades e habilidades, mas Lúcia, cujas filhas gêmeas estão terminando o ensino fundamental, hoje gostaria de tê-las colocado em escolas separadas:

Mesmo em classes separadas, elas são comparadas o tempo todo. Penso que a escola as classificou como uma muito mais inteligente que a outra. Recentemente, elas prestaram o exame de admissão ao ensino médio e, quando perguntei sobre suas notas, havia, na verdade, apenas um ponto de diferença entre elas."

Hoje, as gêmeas de Lúcia estão em escolas diferentes. "Ninguém sabe que elas são gêmeas, o que é fantástico", afirma Lúcia. "Agora, elas podem ser elas mesmas, sem ser comparadas entre si."

Evidentemente, para os gêmeos, a existência de um duplo é simplesmente normal. Sofia, de 3 anos de idade – que tem um irmão gêmeo – não acreditou quando conheceu outra menina de sua idade e descobriu que ela não tinha um gêmeo. "Onde está o irmão dela?" perguntou ela à mãe. Nunca havia lhe ocorrido que nem todo mundo nasce com uma irmã ou um irmão já pronto.

Entretanto, os irmãos de gêmeos podem pensar que são azarados; para os mais velhos, a chegada de irmãos gêmeos pode levá-los a se sentir completamente ignorados, enquanto os mais novos podem achar que jamais poderão estar à altura dessa detestável aliança.

Nora admite que lutou para dar atenção suficiente à sua filha mais velha, Naomi, que estava com 3 anos de idade quando seus irmãos gêmeos nasceram:

Pode ser bem difícil cuidar das necessidades do filho mais velho quando você tem bebês gêmeos. Mesmo hoje, que eles estão com 5 anos, às vezes, parece que os gêmeos tomam 90% do meu tempo e Naomi fica com os outros 10%. Se tiver gêmeos, você precisará de todo o apoio possível de todas as maneiras. Nos sábados, meu marido sai com os meninos, enquanto eu passo uma hora com Naomi fazendo o que ela quiser, mesmo que eu tenha outras necessidades para dar conta. Espero que isso ajude a manter o ressentimento sob controle.

"ELES ME DEIXAM DE FORA" — A ALIANÇA ENTRE IRMÃOS

Se você tiver mais de dois filhos, é possível que, às vezes, eles se agrupem uns contra os outros, de maneira que alguém é deixado de fora. Essa situação pode ser particularmente ruim em famílias com três crianças, nas quais não é incomum que a criança mais nova se alie com a mais velha, deixando o irmão do meio de fora.

Meu filho do meio sempre se sente excluído e zangado, e, às vezes, meu coração se aflige por ele. "Os dois fizeram um clube e disseram que eu não posso participar, porque só pode ter dois sócios" é uma queixa comum. Uma técnica conhecida para usar quando as crianças estão aborrecidas é refletir seus sentimentos (às vezes, chamada de escuta reflexiva, ver capítulo sete), assim, pergunto: "Como você está se sentindo?" Ao que ele responde: "Estou triste e chateado. Se eu estou com um deles, o outro sempre tem de participar, mas, quando eles estão juntos, eu não posso brincar também."

"Mas eles deixaram você brincar de Querido (um faz de conta que eles inventaram) com eles", afirmo. "Sim", concorda ele, "mas eu sempre tenho de ser o Jorge, o amigo pobre que mora com a mãe raivosa e é tão pobre que ele só ganha 1 real no seu aniversário!"

Minhas tentativas de encontrar soluções apenas pareciam fazer as coisas ficar ainda piores. "Sabe, você pode ignorá-los", sugeri. Ele recusou. "Ou procurar outra coisa para fazer. Ou você poderia ficar comigo." Ele recusou novamente. Isso também não lhe interessou. Na verdade, parece que há pouco que eu possa fazer.

Entretanto, nem tudo está perdido. Os psicólogos acreditam que existem algumas vantagens para as crianças que têm de enfrentar o fervor da política fraternal. Essa dinâmica lhes ensina não apenas a lidar com a rejeição, mas também as estimula a aprender a fazer amigos e influenciar pessoas. É dominar ou ser excluído, o que os deixa em uma boa posição para a vida adulta.

Em contrapartida, existe alguma coisa que os pais podem fazer para estimular seus filhos a brincar juntos? "Você não pode forçar essa situação", observa o psicólogo clínico, doutor Stephen Briers.

Você não pode forçar três pessoas – com ou sem parentesco – a ter um bom relacionamento. Além disso, não há nada a ganhar quando alguém procura forçar duas pessoas a aceitar alguém de fora. A melhor alternativa é iniciar alguma atividade na qual eles possam participar e, consequentemente, se aproximar, o que os levará a fazer algo diferente. A única coisa que você pode fazer é sugerir uma atividade na qual eles tenham de colaborar uns com os outros e em que cada membro do grupo tenha de desempenhar um papel indispensável.

Por outro lado, também é importante ensinar as crianças que os padrões das alianças mudam, de fato. Não é porque uma aliança é de uma determinada maneira hoje que ela sempre será igual. Talvez a criança excluída possa ter um amigo para brincar, às vezes, para equilibrar as coisas. Contudo, não dê importância exagerada a esse tipo de situação. Os pais mostram uma tendência a acreditar que eles têm de fazer tudo dar certo para seus filhos, porque essas coisas despertam sentimentos desagradáveis que eles mesmos guardam. A mensagem deve ser a de procurar normalizar essas coisas: não é intolerável, você vai sobreviver.

A mistura de gêneros

Ao mesmo tempo em que a ordem de nascimento faz diferença na maneira como as crianças interagem entre si, o gênero também tem sua influência. A composição de gêneros pode influenciar a maneira como as crianças se relacionam, tenha você uma família mista ou composta de filhos de um único sexo. Entretanto, em relação a saber se são os meninos, as meninas ou uma mistura de gêneros que se relacionam melhor, as evidências são contraditórias.

Alguns estudos sugerem que a rivalidade entre irmãos é mais evidente entre crianças do mesmo sexo que têm idades bem próximas. Certos pesquisadores acreditam que as famílias constituídas de meninas são mais pacíficas que as famílias somente de meninos, mas que pares misturados se relacionam com mais facilidade. Contudo, um estudo realizado pela professora Judy Dunn descobriu o exato oposto: que, durante os primeiros anos, as crianças de sexos diferentes apresentam mais dificuldades de relacionamento.

Descobrimos que, com crianças em idade pré-escolar, a combinação mais briguenta incluía uma irmã mais velha e um irmão mais novo. Porém, outros estudos não chegaram a essa mesma conclusão, o que pode indicar que essa dinâmica muda com o tempo. De maneira abrangente, descobrimos que a briga é mais comum entre crianças de sexos diferentes.

Uma primogênita seguida por um menino é a combinação que tenho em minha família, com um outro menino incluído como bônus, o que, talvez, explique por que meus filhos brigam tanto.

Já as famílias compostas de crianças do mesmo sexo, com frequência, têm sua própria dinâmica; as pesquisas também sugerem que crianças do mesmo gênero podem sentir mais intensamente que eles precisam competir entre si. Os meninos podem ser mais competitivos fisicamente, enquanto as meninas podem competir de uma maneira mais verbal e traiçoeira. As combinações mistas

– se a minha própria experiência servir de exemplo – serão um pouco de cada. Contudo, irmãos e irmãs têm diferentes tipos de relacionamento entre si?

IRMÃS

Alguns trabalhos recentes afirmam que os vínculos entre irmãs são particularmente fortes. De acordo com Terri Apter, autora de *The sister knot* [Laços entre irmãs], "nossa irmã é nossa maior campeã e nossa maior companheira, mas ela também é a nossa rival mais implacável". A autora afirma que, enquanto todas as crianças competem pela atenção e o amor de seus pais, a rivalidade entre irmãs é mais profunda, "porque uma irmã ameaça o nosso lugar na família e no mundo".

Quando há somente duas irmãs na família, a pressão parece ser bastante intensa. "Eu sabia desde pequenina que a minha irmã era importante", diz Irene, que recorda:

O amor que eu sentia por ela, mas também a inveja. Ela era a minha rival e eu me sentia ameaçada por tudo o que ela poderia fazer. Esse sentimento nunca passou. Às vezes, penso que, se eu não tivesse me esforçado muito para ser como ela, eu não teria feito metade das coisas que fiz. O espírito competitivo pode ser uma coisa positiva. Porém, por anos tive inveja dela, porque eu acreditava que ela era mais bonita e popular que eu. Quando ficamos mais velhas, descobri que ela também se sentia ofuscada por mim.

"Podemos brigar como cão e gato, mas esquecemos tudo rapidamente", conta Karen, que hoje tem cerca de 20 anos de idade.

78 Foi ele que começou, mãe!

Muitas vezes, tenho uma discussão com minha irmã e decido que não vamos mais falar uma com a outra, mas, cinco minutos depois, esquecemos a briga e alguém diz: "Ei, você viu que bolsa linda?" e é assim, briga acabada e já esquecida!

Para Sara, o fato de serem irmãs não quer dizer que o vínculo seja automático. Sua irmã, Margaret, é três anos mais nova que ela e, em sua opinião, muito egoísta e egocêntrica. "Costumávamos brigar por tudo e éramos mutuamente invejosas", afirma Sara.

Eu sempre queria tudo o que ela tinha e, por uma razão qualquer, eu pensava que não estava recebendo. Como adulta, minha irmã sempre me decepcionou. A única época em que nos demos bem foi quando morei no exterior. Sempre senti que ela não gostava de mim e que eu quase gostava dela; eu me sentia rejeitada por ela. Porém, a questão essencial aqui é que eu me arriscaria por ela, mas sei que ela não faria o mesmo por mim.

Algumas pessoas acreditam que, enquanto duas irmãs podem ser extremamente competitivas, três é um número mágico. "Três irmãs constituem uma força muito positiva e poderosa", observa Grace, cujas irmãs são dez e oito anos mais novas que ela.

Somos particularmente próximas, e embora haja, às vezes, uma certa competitividade entre nós, isso nunca passou dos limites, acredito, por causa de nossa terceira irmã. Quando surgia alguma situação tensa, era sempre entre duas de nós, e a presença da terceira acalmava os ânimos.

É impossível para mim imaginar qualquer coisa que pudesse nos abalar, e tenho certeza de que minha capacidade de seguir em frente é facilitada por uma sensação de segurança que ter Alice e Helena por perto cria. Acredito que mais ou menos que isso seria complicado demais; de alguma maneira, o triunvirato funciona como uma força estável e essencial.

IRMÃOS

É verdade que os meninos – principalmente aqueles que têm idades próximas – brigam mais? Com certeza, parece que os meninos são mais capazes de exteriorizar sua rivalidade em combates físicos. Porém, isso também significa que irmãos têm uma probabilidade mais elevada de infligir uns aos outros mais violência.

"Meus meninos, que têm 8 e 5 anos, brigam terrivelmente", conta Vanessa.

Carlos, que tem 5 anos, parece estar determinado a provar para Antonio, de 8 anos de idade, que ele pode ser tão duro quanto o irmão. Assim, ele fica provocando Antonio, que acaba perdendo a cabeça e batendo no mais novo. Tenho um medo horroroso desse tipo de coisa. Toda vez que ouço aqueles gritos, penso: "oh, meu Deus, ele está machucando o irmão de verdade." Tenho medo de que um dia eles se machuquem seriamente e eu os encontre em uma poça de sangue.

As experiências de Alexandre são um indicativo do quanto a rivalidade entre meninos pode ser exaustiva. "Sempre fomos extremamente competitivos", diz Alexandre, dezoito meses mais velho que o irmão, Gustavo.

Competíamos por qualquer coisa. Éramos um pesadelo para a nossa mãe: se não estivéssemos brincando de lutar, estávamos lutando de verdade. Nos primeiros seis anos, eu queria matá-lo. Tentei afogá-lo na banheira. Ele me atingiu com uma

80 Foi ele que começou, mãe!

mochila e me empurrou escada abaixo. A partir dos 12 anos de idade, passamos a competir por garotas. Tivemos nossa última luta de socos quando tínhamos 17 e 18 anos. Estamos na faixa dos 40 anos, mas, mesmo hoje, se você nos der quinze minutos e uma bola, jogaremos de maneira competitiva. Somos como ímãs: ou estamos presos um ao outro, ou nos repelimos mutuamente.

"Não acredito que alguém pudesse ter feito alguma coisa em relação a isso", observa Gustavo.

Tínhamos quase a mesma idade, éramos meninos e ambos poderíamos ser um tormento total. Porém, ele tinha a vantagem física. Em nossas lutas, lembro-me de sentir que ele iria quebrar a minha coluna, me fazer sufocar ou que ele iria me matar. Quando eu era criança, realmente não gostava dele. Porém, hoje, não há uma gota de ressentimento entre nós. Ainda adoramos competir. Isso faz parte da nossa história. Qualquer jogo que um de nós vence não é o resultado definitivo; antes, é parte dos 80 milhões de partidas de qualquer coisa que jogamos durante nossa vida inteira.

De maneira semelhante, Guilherme e seu irmão mais novo, Fábio, eram ferozmente competitivos:

Nossa família era competitiva e, além disso, éramos todos atléticos, de modo que a rivalidade se manifestava de muitas maneiras. Nossa competitividade esportiva era transposta para todas as outras coisas, por isso, éramos também concorrentes de uma maneira trivial. Nossas brigas tinham uma certa má intenção. A ironia consistia em sermos bastante semelhantes e poderíamos ter sido bons companheiros, mas acredito que a competição nos atrapalhou. Apenas quando fui para a universidade é que percebi que eu não precisava ser o adversário dele. Ele ainda pode me chatear hoje, mas de uma maneira saudável.

Entretanto, Fábio também teve sua parte, como Guilherme recorda:

> Ele me percebia como o irmão mais velho, porque ele era três anos e meio mais novo que eu. Porém, ele ficou mais alto e, por isso, as pessoas pensavam que ele era o mais velho. Essa situação realmente me afetava, e ele se refestelava com isso.

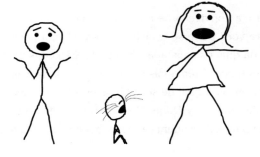

3. Não é justo

Se existe uma coisa que pode alimentar as chamas da rivalidade entre irmãos, é a questão da justiça. Como muitos outros, meus filhos são obcecados por essa ideia. Eles colecionam uma série de ruídos especiais para descrever esse sentimento: "ahuhhhhh!" (o som começa alto em uma inflexão ascendente, acompanhado da boca aberta e de um olhar incrédulo) expressa indignação com alguém que exibiu o que é considerado um tratamento preferencial. Enquanto "ouuuuuhh" tende a um significado semelhante, "não estou contente" – e isso quer dizer que não é justo – e "o quêêêê?" exprimem um sentimento geral de injustiça.

"Ito não é justo!", meu filho mais novo aprendeu a falar, muito antes de ter noção de seu significado. Uma mãe me contou que usa um "Livro do Justo" imaginário. "Sempre que uma criança diz 'não é justo', dizemos: 'esse é mais um caso para o Livro do Justo!' Atualmente, o volume tem cerca de 12 mil páginas", afirmou ela.

De fato, a convicção de que seus irmãos estão levando vantagem sobre você pode se transformar em aflição para a vida inteira, coisa da qual os pais, aparentemente, não conseguem escapar. "Meus três filhos já têm mais de 40 anos de idade e ainda ficam de olho para ver para qual de seus filhos eu sou uma avó mais legal", diz a professora Judy Dunn. "No almoço de domingo, eles ainda observam para saber quem ganha as batatas mais bem assadas".

Evidentemente, a justiça opera em vários níveis diferentes. Todas as crianças são obcecadas pelo que elas "recebem": dinheiro, tempo no computador, quem tem um amigo por perto mais vezes para brincar, a maior fatia de bolo; já para as crianças maiores, o interesse se concentra no dinheiro e na liberdade, ou quem tem permissão para fazer mais que o outro. Além disso, há também a questão da igualdade: enquanto as crianças esperam receber uma porção igual de bolo, é evidente que elas irão desfrutar de diferentes privilégios em diferentes idades. Suzana observa:

> Digo a meus filhos que cada um tem a mesma coisa que o outro, mas não ao mesmo tempo. Assim, hoje, os mais velhos vão dormir mais tarde, enquanto os mais novos continuam indo para a cama na mesma hora. Quando tiverem a mesma idade dos irmãos, eles terão as mesmas regalias. Porém, isso não evita que os menores continuem a endossar o coro do "isso não é justo."

Entretanto, sob os constantes apelos por justiça, o que as crianças, secretamente, gostariam de ter é todo o amor e a atenção de seus pais só para elas, por isso, lutam tão ferozmente para receber o máximo que puderem. "Eu sou a única que leva bronca aqui, isso não é justo", costuma dizer minha filha. Porém, quando lhe perguntei "o que você faria para que as coisas fossem mais iguais?" ela respondeu: "mande os meninos embora. Então, vou ter toda a atenção para mim!"

Embora ela tenha se expressado com certa delicadeza, senti que havia um fundo de verdade naquele sentimento; cada criança parece temer que os pais tenham preferência por seus irmãos. Cada elogio, cada repreensão, cada momento de atenção individual parece ser monitorado, observado e guardado. Ao mesmo tempo em que é fácil minimizar sua importância, todos sabemos que o ressentimento que esse senso de injustiça engendra pode ser bastante profundo; para certas crianças, a sensação de tratamento injusto pode permanecer pela vida inteira. Portanto, antes de tratar o usual queixume do "isso não é justo" com uma reprimenda severa, vale a pena identificar de que tipo de justiça seu filho está falando realmente.

ELE TEM, EU TENHO

"Ficamos, de fato, enroscados nesse negócio de comprar todas as coisas iguais para as nossas meninas", observa Paulo, referindo-se às filhas Eliana e Carolina.

Começou com pequenas coisas como xícaras e tiaras para o cabelo, mas chegou ao ponto em que, hoje, compramos presentes para as duas no aniversário de cada uma. Sei que essa situação é uma loucura, mas agora já não sei mais como mudá-la sem deflagrar a Terceira Guerra Mundial.

Alguns pais podem se sentir intimidados pelo senso de injustiça de seus filhos, que é afinado ao ponto de configurar uma "tirania" infantil. Na última vez em que levei meus dois filhos maiores para comprar tênis para ir à escola, o mais novo chorou tão copiosamente pedindo tênis com luzes que acabei lhe comprando um par. Bem, ele precisava de sapatos novos de qualquer maneira, pensei. O problema é que, embora nosso desejo de não aborrecer nossos filhos esteja, evidentemente, carregado de amor, se continuarmos mimando-os, eles perderão a oportunidade de aprender uma valiosa lição: que não se pode sempre ter alguma coisa somente porque outra pessoa a tem.

"Essa ideia de que todas as coisas têm de ser iguais pode ser prejudicial", concorda o psicólogo clínico, doutor Stephen Briers.

As crianças possuem essa concepção de que têm direito à igualdade, mas somente porque elas acreditam nisso não significa que você tenha de fazer todas as suas vontades. Os pais se sentem presos à ideia de que têm de fazer das tripas coração para manter seus filhos satisfeitos. Contudo, na verdade, será melhor para as crianças se você nem sempre lhes der o que querem. É bom para elas compreender a noção de alternância: é sua vez agora, minha vez depois. Não é igual o tempo todo.

Meus próprios filhos têm o terrível hábito de me dizer o que eles querem "ter", o que, com frequência, envolve mencionar o que um irmão teve para conseguir alguma coisa extra. "Ele ganhou dois doces?" pergunta meu filho, incrédulo. E anuncia: "Então, eu vou poder brincar com um amigo". "O quêêê? Ela ficou duas horas no computador? Então, eu vou ficar três!" Além de deixar bem claro para eles que sou eu quem decide "quem tem o quê", procuro não me deixar manipular pelas reclamações constantes. Mesmo quando compro um par de meias e uma escova de dentes nova para um deles, ouço uma choradeira de sofrimento e injustiça dos outros que não ganharam meias novas. Por isso, sentia-me tentada a uniformizar as coisas toda vez que ía às compras para minimizar os conflitos. Entretanto, percebi que meus filhos precisam abandonar a obsessão de que tudo tem de ser igual, e passei a manter a minha posição.

Para procurar superar a situação, alguns especialistas recomendam dar um pouco de atenção ao sentimento que a criança possa estar expressando em um desses momentos em que ela não

86   Foi ele que começou, mãe!

"ganhou" nada, conversando com ela sobre esse sentimento. Foi o que procurei fazer com o mais novo depois de eu ter comprado um pijama para seu irmão mais velho: "eu entendo que você esteja aborrecido porque não comprei nada para você hoje. Quando você precisar de um pijama novo, eu vou lhe comprar um", disse a ele. Na manhã seguinte, ele apareceu pulando. "Vamos comprar meu pijama novo hoje?" perguntou ele, cheio de vivacidade. "Preciso de um agora!"

MAS EU TRATO TODOS DA MESMA MANEIRA

Como pais, ficamos maravilhados com o fato de podermos dar a vida a dois, três ou mais seres humanos, que podem ser tão marcadamente diferentes entre si na aparência, no gosto e no temperamento. Não apenas temos a esperança de que essas pessoas diferentes tenham um bom relacionamento, como mantemos a convicção de que podemos tratar todos eles exatamente da mesma maneira e, de fato, assim tentamos.

Contudo, pesquisas sugerem que, na realidade, esse não é o caso; a explicação para o fato de as crianças crescerem tão diferentes entre si, aparentemente, tem mais a ver com o tratamento que recebem que com o que a natureza lhes deu. A psicóloga do desenvolvimento, professora Judy Dunn, testou a teoria que afirma que as crianças que crescem na mesma casa com os mesmos pais vivem vidas completamente diferentes. Ela concluiu que muitas experiências familiares comuns são, na verdade, diferentes para cada irmão. "Os irmãos são tratados de maneira diferente por seus pais e também por seus irmãos e, mesmo que o tratamento pareça ser semelhante, cada um pode vivenciá-lo de maneira muito distinta", afirma a professora.

Além disso, muitas crianças acreditam que não são tratadas da mesma maneira. Um dos primeiros estudos de grande importância sobre irmãos entrevistou um extenso número de crianças entre 5 e 6 anos de idade. Dois terços dessas crianças afirmaram que sua mãe lhes favorecia ou favorecia seus irmãos, e apenas um terço relatou receber tratamento igual. Os primogênitos, em particular, muitas vezes sentiam que não eram tratados igualmente, e que seus irmãos eram mais poupados ou recebiam mais atenção que eles.

Entretanto, as crianças sempre dizem isso, não dizem? Será verdade? A maioria dos pais é bastante sensível à ideia de que não tratam seus filhos igualmente. Poucos admitem, pelo menos publicamente, que têm seus favoritos ou que preferem a companhia de determinado filho a outro. Porém, as conclusões de vários estudos sobre irmãos indicam uma história diferente.

Em um estudo norte-americano, apenas um terço das mães afirmou sentir o mesmo nível de afeição por seus dois filhos, e também apenas um terço disse dar o mesmo nível de atenção a ambos. Um pouco mais da metade das mães afirmou sentir mais afeição por seu filho mais novo (com média de 4 anos de idade), enquanto somente 13% disseram que sentem mais afeição por seu filho mais velho. Em um estudo semelhante realizado na Inglaterra, excepcionais 61% sentiam mais afeição pelo mais novo (com média de 6 anos e meio de idade), e apenas 10% preferiam o filho mais velho.

Os dados desses estudos mostram que as mães se comportam de maneira diferente até mesmo com o mesmo filho, de acordo com sua fase de desenvolvimento. É lógico que você não fala com seu filho de 5 anos de idade da mesma maneira como fala com uma criança de 1 ano; mas, quando uma criança é pequena e necessita de cuidados, os pais também podem ser bem mais atenciosos com ela que quando ela estiver experimentando uma fase de confrontos. Se uma

88 Foi ele que começou, mãe!

criança que atravessa um estágio de disputa testemunhar os pais dedicando mais atenção ao irmão menor e mais carente de cuidados, então, o senso de diferença – ao qual as crianças são evidentemente sensíveis – pode aumentar. A professora Judy Dunn acredita que testemunhar tal comportamento diferenciado pode gerar um impacto enorme sobre uma criança.

Os estudos de Dunn respaldaram a noção de que as crianças são extremamente sensíveis à maneira como seus pais se relacionam com elas. Ela descobriu que, bem cedo na infância, "as crianças percebem diferenças na maneira como são tratadas e, frequentemente, levam essas diferenças em consideração [...]". Para a professora,

as diferenças na afeição, interesse, expectativas e respeito de seus pais [...] são influências significativas sobre o desenvolvimento das crianças, e não apenas os aspectos mais gerais da personalidade ou da atitude dos pais.

Ela também descobriu que a consciência de uma criança em relação a um tratamento diferente começa bem cedo: bebês com 14 meses de idade já monitoram o relacionamento entre sua mãe e seus irmãos e aprendem a interrompê-lo ou a atrair a atenção para si mesmos com habilidade crescente.

Em contrapartida, Dunn reconhece que é muito difícil tratar crianças diferentes exatamente da mesma maneira. "É um dilema", diz ela.

Quando elas têm idades diferentes, como é possível tratá-las exatamente da mesma maneira? Elas reagem a você de modo diferente, têm necessidades diferentes, por isso, é uma fantasia quando os psicólogos dizem para tratá-las de maneira igual. Simples regras gerais não funcionam.

O importante, acredita ela, é nos lembrarmos de que as crianças são sensíveis ao que percebem como injustiça, e nos esforçarmos sempre que possível por um "apreço diferente" em vez de um "tratamento preferencial". Em outras palavras, aprecie cada filho pelo que ele é e procure perceber as qualidades individuais de todos, de uma maneira tão apartidária quanto possível.

POR QUE A PREFERÊNCIA?

Então, o que nos faz tratar os nossos filhos de maneira diferente? Com frequência, as diferenças de personalidade entre as crianças exercem uma grande influência na questão. Uma vez que as crianças se comportam de maneira diferente, você pode reagir a elas também de modo diferente, o que as crianças podem, com facilidade, perceber como favoritismo.

Você pode ter um filho que saiba como deixá-lo louco ou que seja um constante desafio; ele pode estar preso em um círculo vicioso cujo comportamento é intolerável e, como consequência, você encontra um sem-número de razões, mesmo sem intenção, para passar menos tempo com ele. Embora, na verdade, você não ame aquele filho fácil de lidar mais que os outros, é lógico que a convivência com a criança que reclama ou que é mais difícil de contentar será menos agradável. Por outro lado, o mau comportamento dela pode levar você a perder a paciência.

"Meu irmão ainda espera ser tratado de maneira diferente", conta Julia, referindo-se a seu irmão mais velho, hoje na faixa dos 30 anos de idade.

Ele é extremamente bonito e acho que minha mãe tem um fraco por ele. Mas, realmente, nós o tratamos de maneira diferente porque ninguém consegue aguentar seu temperamento. Ele ainda é o único membro da família que não ajuda a lavar a louça ou a fazer outros serviços da casa. Meus pais preferiam ignorar seu comportamento a ter de presenciar uma cena.

Teresa é uma daquelas raras mães capazes de admitir que não trata os filhos da mesma maneira: "Diogo tem uma personalidade muito forte, é incrivelmente persistente e assertivo e gosta de fazer as coisas do seu jeito", diz ela a respeito de seu filho mais velho, de 9 anos de idade. "Ele tem de dar duro para ganhar a minha atenção e, para isso, se comporta de maneira inadequada. Eu sou mais rígida com ele porque ele me dá mais trabalho que seus irmãos."

Teresa atribui a diferença na maneira como se sente a respeito de Diogo ao comportamento dele em relação ao irmão, Gabriel, de 6 anos de idade, que nasceu com alguns problemas de saúde. Ela está convencida de que Diogo é agressivo com o irmão, embora ela saiba que Gabriel "não é o inocente que eu pensava que era; ele, deliberadamente, chora quando não consegue o que quer". Mesmo assim, diz ela, "a visão que eu tinha de Diogo foi afetada pela maneira como ele e Gabriel se relacionam. Diogo, acredito, é inseguro e extrai autoconfiança impondo-se ao irmão". A certeza da mãe de que Diogo é uma criança problemática criou um círculo vicioso. "Eu amo Diogo, mas é muito difícil educá-lo. Digo-lhe várias e várias vezes que não gosto de seu comportamento e acredito que isso o levou a ter uma visão negativa de si mesmo", observa Teresa. Como, talvez, seria de se esperar, ela também afirma que Diogo "gosta de se comparar a Gabriel e é muito competitivo".

As diferenças de caráter parecem ter uma grande influência aqui; mas não é absurdo supor que quanto mais Diogo sentir que é o filho desfavorecido, mais irá exibir o comportamento que sua mãe desaprova. Embora não haja muito o que você possa fazer para mudar o temperamento de uma criança, é possível melhorar o comportamento difícil de um filho fazendo que ele não se sinta em desvantagem. Na verdade, quanto mais difícil for uma criança, mais ela precisará de atenção positiva para perceber que ela está recebendo exatamente o mesmo tratamento dado às outras. Por outro lado, uma criança "fácil" pode estar recebendo mais porque ela parece dócil, o que poderia estar alimentando o senso de injustiça de um irmão.

O importante é procurar minimizar, tanto quanto possível, o sentimento de desfavorecimento. Pesquisas descobriram que adultos que relatam ter um irmão favorecido pelos pais podem não ter autoconfiança, ser mais propensos a desenvolver ansiedade e depressão e sofrer de complexo de inferioridade. O estudo da professora Judy Dunn também indica a existência de relações entre diferentes níveis de afeição ou disciplina materna e a ocorrência de ansiedade ou problemas de comportamento em crianças. Ela descobriu que, em famílias em que a mãe controlava o filho mais velho muito mais que os irmãos mais novos, o primogênito era mais predisposto a exibir níveis relativamente altos de problemas comportamentais. Além disso, essa situação trazia mais brigas. Ser tratado de maneira diferente não se refletia apenas nos sentimentos das crianças sobre si mesmas, mas também estava relacionado ao conflito entre irmãos.

Se é o comportamento de uma criança que leva ao tratamento diferenciado ou se é o tratamento diferenciado que causa o comportamento, trata-se de uma questão controversa. "Evidentemente, pode ser que o comportamento infantil contribua para um

92 Foi ele que começou, mãe!

tratamento diferente", afirma a professora Dunn. "Quase sempre é muito mais fácil conviver e se afeiçoar a um dos filhos." Se esse for o caso, Dunn acredita ser vital, embora difícil, que você não demonstre isso. "Talvez você tenha de, simplesmente, cerrar os dentes e não dedicar toda a sua afeição apenas àquele que também corresponde ao seu afeto."

CUIDADO COM O FAVORITISMO

Uma série de coisas é capaz de afetar a maneira como você se sente em relação a um filho: a posição dele na família, a atitude dele diante da vida ou suas habilidades. Uma criança com problemas de desenvolvimento ou de saúde pode nos fazer agir com mais protecionismo. Uma criança manhosa e difícil de lidar pode ter um começo completamente diferente na vida com você que uma criança dócil e tranquila. Apesar de suas melhores intenções, você pode estar dando, sem saber, um tratamento preferencial a um filho em detrimento do outro.

Teresa atribui seus sentimentos mais fortes por seu filho mais novo ao fato de seu parto ter sido mais fácil e porque houve uma ligação mais imediata entre os dois. Além disso, ela afirma que é mais fácil conviver com ele. "Acho que estamos na mesma sintonia, temos uma conexão um com o outro e também o mesmo senso de humor. Eu me identifico muito com o caráter e a personalidade dele", diz ela, referindo-se a Gabriel, seu filho mais novo.

"Meu filho preferido depende de quem está sendo o mais bem-comportado", brinca Manoela, mãe de cinco crianças. Porém, ela também sabe como pode ser difícil não desfavorecer um filho mais exigente, como é o caso de seu primogênito.

Há dias ótimos em que ele vem, me abraça e diz que me ama. Em outros, ele está tão mal-humorado que não consigo nem ficar perto dele: muitos resmungos e cara fechada. Essa é uma das razões que explicam por que ele passa muito mais tempo com o meu marido.

Minha filha tem o que poderia ser mais bem descrito como um temperamento agitado; ela não tem medo de ultrapassar limites ou de desafiar a maneira como a tratamos. Ela pode ser uma companhia fantástica e não é preciso dizer que eu e o pai a adoramos, mas a combinação de seu caráter com sua posição de filha mais velha significa que existe uma probabilidade mais elevada de acontecer atritos entre nós que entre mim e meus outros filhos. Muitas vezes, ela entende essa situação como uma atitude de favorecimento a seus irmãos. "Vocês estão sempre me dando bronca!" grita ela para nós. "Vocês nunca dão bronca nos meninos."

Na verdade, sua personalidade forte e sua resistência em se sujeitar mostram que ela é, realmente, muito boa em angariar a nossa atenção, o que seus irmãos, por sua vez, podem perceber como favoritismo. A combinação entre minha filha, cheia de energia, e todo o tempo e atenção que meu caçula demandava durante seus primeiros anos de vida resultou no fato de que o meu filho do meio, muitas vezes, passava mais tempo com o pai. Tive de fazer um esforço consciente para passar mais tempo com ele e equilibrar as coisas. Sei que, para evitar acusações de favoritismo, preciso notar suas qualidades positivas e elogiar seus esforços. Mesmo as pequenas coisas, como sair para fazer compras ou dez minutos de conversa, podem dar resultados muito bons.

O gênero pode fazer diferença também, por isso, não podemos nos deixar levar por expectativas estereotipadas. "Meu pai deixava

94   Foi ele que começou, mãe!

bem claro que ele ficou decepcionado por ter uma filha primeiro", conta Neide. "Meu irmão mais novo sempre foi seu favorito. Hoje, que somos adultos, ele ainda parece tratá-lo como algum tipo de menino de ouro." Minha própria família, constituída de dois meninos e duas meninas, também tinha uma tendência a privilegiar o sexo masculino. "Os meninos" quase sempre eram mencionados, em um tom de aprovação, como um tipo de entidade, de uma maneira que "as meninas" nunca eram. Havia fotografias que mostravam três gerações de homens reunidas, mas não de mulheres. Além disso, aprovavam-se atividades tipicamente masculinas, como futebol, pôquer e bebida de macho. Isso me causava uma sensação de incerteza sobre o valor das mulheres.

Se existir uma criança muito mais nova na família, o filho mais velho pode também sentir que o bebê está recebendo um tratamento diferente e privilegiado. Poderá parecer injusto a uma criança mais velha que o bebê agarre coisas, enfie o dedo no seu olho ou destrua seus brinquedos, mas seja, aparentemente, muito pequeno para saber o que está fazendo. "Você deixa ele fazer tudo o que quer só porque ele é pequeno..." é uma queixa bem conhecida. É importante ouvir essas reclamações e dizer que o filho mais velho também fez coisas bem parecidas quando era pequeno, mas que você compreende como tudo isso pode ser aborrecedor.

MAS ISSO *PARECE* INJUSTO

As crianças estão sempre atentas a tudo o que possa parecer favoritismo, além de adorarem colocar tudo à prova. Quando minha filha diz: "você ama os meninos mais do que eu", minha reação imediata, como muitas outras pessoas, é responder defensivamente: "não seja boba, eu amo todos vocês da mesma maneira".

Entretanto, especialistas sugerem que, se uma criança sente que você a trata de maneira injusta, seja isso verdade ou não, é preciso prestar atenção a esses sentimentos. Em vez de responder "eu amo todos vocês da mesma maneira", é preciso encontrar meios de mostrar a cada criança que ela é amada de um modo único e que você a valoriza pelo que ela é, dizendo: "você é única".

"Se um filho diz 'você ama mais esse e aquele' jamais diga 'isso não é verdade', porque essa resposta forçará o mecanismo de defesa dele a entrar em ação", aconselha a psicoterapeuta Julie Lynn-Evans.

Ele não acreditará em você. O quão terrível é crescer em uma família sentindo-se como se você fosse o segundo melhor? Se isso realmente não for verdade, a melhor coisa a dizer é: "lamento que você pense assim, diga-me porque você acha isso. Sei que você está zangado e isso me deixa triste. O que podemos fazer juntos para encontrar uma solução para isso?" Você precisa levar a questão a sério, mas não dê à criança nenhum poder. Isso não quer dizer que ela pode se comportar mal ou bater em alguém.

Resolvi colocar o conselho à prova. Meu filho do meio me perguntou (com uma voz muito alterada) quem era o meu preferido. Então, perguntei-lhe: "por que você diz isso? Você acha que eu tenho um filho preferido?" Ele disse que pensava que eu preferia seu irmão mais novo, "porque ele é o menor de todos"; depois, vinha sua irmã mais velha: "você é mais ou menos com ela". "E você?" perguntei-lhe. "Eu só fico bravo, bravo, bravo!" foi a resposta dele. "Você sabe que eu não tenho nenhum preferido", eu lhe disse. "Você é o meu menino muito especial e só existe uma pessoa como você em todo o mundo". Então, ele resmungou e disse: "não parece desse

96   Foi ele que começou, mãe!

jeito". Contudo, vi em sua expressão que ele estava satisfeito. "O que faz você pensar assim?" insisti. "Ah, nada", disse ele distraidamente. "Eu só queria saber."

MANTENDO A RIVALIDADE LONGE

"As crianças se tornam rivais quando existe uma falta generalizada de amor no lar", afirma a psicoterapeuta Julie Lynn-Evans.

Talvez o casamento não seja feliz, ou todo mundo seja obrigado a trabalhar muito duro para manter a vida financeira, ou os pais não tenham uma natureza amorosa. Muitas vezes, simplesmente não há amor suficiente para todos. As crianças são egoístas e estão em estado de alerta constante para o amor. Elas vão tirar os outros do caminho para consegui-lo.

Entretanto, mesmo se formos tão amorosos quanto possível, como – com nossa vida ocupada e um milhão de coisas para fazer todos os dias – podemos dar até mesmo atenção para cada um dos nossos filhos? A resposta é que, às vezes, não podemos. Crianças diferentes têm necessidades diferentes em tempos diferentes. O segredo é garantir que elas sintam que os pais estão sintonizados com suas necessidades individuais e que são valorizadas por direito. Se uma criança acreditar que nos comportamos de maneira diferente em relação a ela porque a amamos mais ou menos que as outras, então haverá problemas.

"As crianças analisam a quantidade de tempo que você passa com elas individualmente e em conjunto com as outras", observa a psicóloga Laverne Antrobus.

Recomendo passar um tempo com todo mundo, um equilíbrio delicado, eu sei, mas se você puder administrar essa questão, estabelecerá um padrão e mostrará aos seus filhos que você pode dar valor a todos eles.

Passar um tempo com os filhos individualmente é importante, e acredito que os pais precisam se organizar para passar dez minutos com cada criança, pelo menos, duas vezes por semana, fazendo alguma coisa que seu filho queira fazer. Isso inclui jogar um jogo que ele escolher ou apenas vê-lo brincar. Realmente, o que ele quiser fazer é o segredo. Em última análise, você estará transmitindo a forte mensagem que você o valoriza pelo que ele é e que aprecia as qualidades únicas dele.

"Eu realmente acho difícil dar a todos a mesma quantidade de atenção", avalia Manoela, que tem dois meninos mais velhos, seguidos por trigêmeos.

Meu filho mais velho parece pensar que o mundo inteiro deveria girar em torno dele. Lamento pelo meu filho do meio, porque ele ainda é novo, mas já teve de enfrentar os trigêmeos que chegaram depois dele. Mas procuramos reservar um tempo especial sempre que possível. Eles se revezam para ir comigo ao supermercado, o que adoram, porque sabem que vão ganhar um agrado pela ajuda. Procuramos nos divertir, apostando quem vai encher mais sacolas e eles ganham o direito de sentar no banco da frente, o que costuma ser motivo de briga entre eles.

Parece absurdo, mas entre ir para o trabalho, fazer o serviço de casa e as lições, levar as crianças para a escola, preparar as refeições, praticar esportes e levar as crianças para brincar com seus amigos, pode ser difícil, às vezes, encontrar tempo para passar só com os filhos. As mães que ficam em casa reclamam tanto quanto as que trabalham fora em tempo integral que, simplesmente, o dia não é suficiente. A melhor hora seria depois da escola e do trabalho, mas, como a hora de ir para a cama está próxima, muitos pais estão pensando em jantar, em tomar uma taça de vinho ou assistir à televisão, e não em passar um tempo com cada um de seus filhos.

"Dependendo da idade das crianças, os dez minutos podem parecer difíceis", concorda Antrobus. Contudo, não há espaço para desculpas.

Você precisa planejar com antecedência e começar aos poucos, encontrando um tempo que seja possível de administrar. É importante não se distrair com outras coisas, não se deixar envolver em outras tarefas nem atender a outros filhos.

Esses momentos serão mais bem aproveitados se você planejá-los antecipadamente e avisar seu filho quando eles irão ocorrer. Os especialistas recomendam que esse tempo seja focado na criança, evitando, por exemplo, a hora de preparo das refeições e procurando não lhe dizer para fazer alguma coisa, nem envolver atividades de desempenho, como fazer a lição de casa ou praticar música. As atividades recomendadas incluem ler um livro, brincar, ficar abraçados, conversar, pelo tempo que a criança quiser. Ao mesmo tempo, as outras crianças devem ser orientadas a não interromper esse momento; diga-lhes que você não poderá falar com elas até que seu tempo com o irmão delas termine. A propósito, tome cuidado para não falar sobre seus outros filhos durante o tempo dedicado a um deles.

De acordo com a teoria, as crianças vão brigar bem menos se elas tiverem atenção positiva e apreço, além de se sentirem menos inclinadas a descontar sua frustração nas outras. Com isso em mente, fiz uma promessa firme ao meu filho do meio de que eu passaria um tempo com ele uma tarde. Na noite anterior, ele reclamara comigo por ignorá-lo (embora ele estivesse lendo na cama no momento). Imediatamente, ele escolheu brincar com um kit de ciência extremamente complicado, que, devo dizer, não era o meu forte. Tentamos montá-lo por alguns minutos, sem sucesso, quando ele me tranquilizou: "você não é muito boa nisso, né?" disse ele. "Vamos parar". Então, ele parou um instante, pensativamente: "Mas não tem importância. Você ainda é a melhor mãe do mundo". Fiquei emocionada com o fato de ele não querer ferir meus sentimentos, sem falar que ele ainda parecia feliz, apesar do nosso fracasso com o kit.

Mesmo com cinco filhos, Elisa procura encontrar tempo para todos eles.

Procuro realmente separar as coisas com as crianças, principalmente as mais velhas. Acredito que é importante para elas ter os próprios interesses e *hobbies* sem precisar ter sempre os irmãos por perto. Procuro tratar cada uma de maneira justa, garantindo que todas tenham oportunidades de fazer as coisas de que gostam, ter espaço e seu próprio tempo.

Garantir esse período individual aos filhos significa trabalho duro para Elisa toda noite, começando com as mamadeiras, histórias e jogos com os dois mais novos. Assim, os bebês estão na cama às 19h30.

Então, Jorge, de 4 anos de idade, e eu conversamos sobre o nosso dia. Depois, Henrique, de 10 anos, e eu disputamos algum jogo de tabuleiro ou, às vezes, cartas. Seu favorito é Banco Imobiliário, mas esse deve ser guardado para uma noite em que não precisemos acordar cedo no dia seguinte. Por fim, Maria, de 12 anos, pode sentar conosco. Às vezes, conversamos ou, simplesmente, assistimos à TV.

Não é de surpreender, admite Elisa, que "de vez em quando, procuro reduzir esse tempo de conversa. Eu realmente me sinto um pouco mal, mas, se não for assim, nunca teremos algum tempo somente para nós, não é?"

Não tenho dúvidas de que reservar, deliberadamente, um tempo para passar com cada um dos nossos filhos ajuda a mantê-los mais calmos. Porém, com três crianças é cansativo, além de ser fácil cometer algum erro. Segundo a psicóloga Laverne Antrobus, você logo perceberá se as crianças não estiverem recebendo atenção suficiente.

Como pais, precisamos estar alertas ao comportamento de nossos filhos. Quase sempre é possível saber quando um filho precisa ter um tempo especial só com você, por isso, as outras coisas precisam ser colocadas de lado para que isso possa acontecer.

CELEBRANDO AS DIFERENÇAS

Assim como dar atenção individual, a melhor maneira de ajudar nossos filhos a se sentir amados pelo que são é estimular aquilo que os torna indivíduos singulares. Entretanto, de acordo com os especialistas, isso precisa ser feito com bastante cuidado.

Embora possa ser interessante notar e salientar os traços individuais de nossos filhos, podemos, facilmente, cair na armadilha de rotulá-los. Mesmo que ressaltar um traço cativante, como beleza, inteligência ou até bondade, possa ter a intenção de ser um reforço complementar, é possível que isso se torne um problema para uma criança, pois ela pode sentir que não é valorizada por nenhuma outra coisa ou que deve, continuamente, estar à altura dessa expectativa.

"Tudo bem observar os traços das crianças, mas você tem de atentar para as coisas que as tornam únicas", diz o doutor Stephen Briers.

Não se deve enquadrar as crianças em rótulos preestabelecidos, mas, antes, dar a cada uma um lugar único dentro da família, mostrando o que ela traz de valor dentro de si; isso pode ser a gentileza ou o senso de humor, e não se ela é capitão do time de futebol. O valor não deve, necessariamente, estar relacionado ao desempenho. O valor é aquilo que a pessoa é, e não o que ela faz.

Rotular as crianças pode fazê-las se sentir classificadas em categorias. Embora seja importante estimular quem é bom em certas atividades, isso não deve significar que as outras não podem fazer as mesmas coisas ou que não sejam capazes de ser tão boas quanto na mesma área. Fazer afirmações como "ele é o esportista da família" ou "ela é a artista" pode significar que uma determinada criança monopoliza o mercado em certo esporte ou área, fechando-os, categoricamente, para uma outra criança.

Carlos, que é divorciado da mãe de seus dois filhos, com idades de 7 e 8 anos, teme que tenham caído nessa armadilha.

Minha ex-mulher sempre diz ao mais velho que ele é "o esportista". Já o mais novo está começando a evitar as atividades esportivas, porque acredita que o irmão será melhor em qualquer uma delas. Se eu sugiro um jogo de críquete ou futebol, ele dá de ombros. Meu medo é que ele abra mão de uma coisa de que ele possa gostar de verdade por medo de tentar.

O mais velho se preocupa cada vez mais com o fato de o mais novo estar lutando para marcar um território que seja só seu, o que está provocando um efeito negativo. "No momento, a coisa que ele faz melhor é se comportar mal. Não quero que 'o malcriado' se torne seu rótulo."

Rótulos negativos também devem ser evitados, pois uma criança tende a se comportar à altura deles; por exemplo, chamar seu filho de "cabeça quente" provavelmente irá lhe render mais mostras de mau temperamento. Embora seja tentador chamar seu filho de "preguiçoso" por não fazer a lição de casa, ou de "cabeça oca" por esquecer as chuteiras, ele poderá sentir que você não gosta dele, em vez de entender que você desaprova seu comportamento irritante. Portanto, o melhor é, simplesmente, rotular o comportamento que você não gosta: "Sinto-me, realmente, frustrada quando você não se lembra de suas chuteiras".

NINGUÉM É IGUAL A VOCÊ...

Existe apenas uma coisa pior que rotular uma criança: a comparação. Qualquer sensação que um filho tiver de que seus pais acham o comportamento ou as realizações de outra criança mais admiráveis que os seus próprios tende a provocar uma reação e um sentimento de não estar à altura. Embora você possa dizer frases como "o seu irmão nunca fala comigo desse jeito" ou "sua irmã fez toda a lição de casa, por que você não consegue?", é certo que eles irão se aborrecer.

Mesmo quando nenhuma comparação direta é feita, as crianças podem se sentir humilhadas pelas óbvias habilidades ou encantos de seus irmãos. "Sempre me surpreendo com o fato de que minha filha de 12 anos de idade possa se sentir tão ameaçada pelo irmão quatro anos mais novo que ela", observa Laura.

Procuro desencorajá-los a fazer qualquer tipo de comparação entre eles, mas, às vezes, isso é um campo minado. Basta eu elogiar Alexandre por fazer qualquer coisa bem para Cibele ver o caso como uma reprovação. Procuro me esforçar de verdade para enfatizar que eles são diferentes, e não melhor ou pior, mas eles ainda sentem que estão competindo.

Evidentemente, embora sejam tentadoras, o melhor é evitar as comparações diretas. Mesmo que um de seus filhos se destaque em alguma coisa, o melhor é encontrar maneiras de reconhecer essa habilidade única sem se referir a outra criança. Também não compare as conquistas deles às suas próprias na mesma idade, ou, ainda pior, não diga a eles que você era melhor.

"O pais precisam parar de cair na armadilha de fazer comparações", diz a psicóloga Laverne Antrobus. "Os pais devem discutir juntos as qualidades e os atributos que reconhecem em seus filhos e, depois, prestar atenção em tudo o que possa confirmá-los."

O radar dos filhos também está finamente sintonizado a qualquer sinal de aprovação do pais em relação a crianças de fora da família; eles podem encarar sua admiração como uma crítica e eles, especialmente se você não for muito pródigo em distribuir seus elogios. "Sempre ouvíamos falar muito sobre os filhos de outras pessoas", comenta Carlos a respeito de sua própria infância.

Existia um clima extremamente forte de aprovação ou de desaprovação em relação ao que os outros faziam ou não faziam.

104 Foi ele que começou, mãe!

Porém, o que eu sempre depreendi dessa situação era que se eles queriam que eu fosse como outra criança, então, era porque eles não gostavam de mim como eu era.

Os especialistas recomendam que os pais prestem atenção às coisas em que seus filhos são bons, não apenas expressando isso a eles, mas também por meio de ações. Isso inclui assistir à peça de teatro da escola ou ao evento esportivo dos filhos, mesmo que os pais não se interessem por futebol ou teatro, assim como encorajá-los a fazer novas atividades que estimulem a criatividade e a autoconfiança. As crianças que sabem que são reconhecidas por suas habilidades únicas também se sentem mais contentes em reconhecer as habilidades de seus irmãos e irmãs. Aquelas que acreditam que não são boas em nada são mais predispostas a minar o prazer de seus irmãos naquilo que eles fazem bem.

"De vez quando, é bom fazer uma reunião para falar das conquistas recentes da família", recomenda Laverne Antrobus.

Se você estabelecer essa atividade como uma rotina da família, começará a ver seus filhos reconhecerem e elogiarem as realizações uns dos outros. Quando esse reconhecimento é recíproco, há mais apreço entre os irmãos. As crianças irão procurar pelos aspectos do comportamento das outras que elas acreditam que os pais admiram ou consideram difíceis. Assim, espera-se que elas se mostrem à altura da ocasião e procurem seguir os bons exemplos.

Os gêmeos, em particular, podem sofrer ao se sentirem comparados e rotulados, e, possivelmente, encontrar dificuldades para criar um espaço individual para si mesmos. Para Clara, essa situação é particularmente difícil de administrar, pois sua filha gêmea, Jéssica, nasceu com um buraco no coração e paralisia cerebral. Teoricamente, ela está dois anos atrás de seu irmão Jaime, mas, para a mãe, ela está "dez anos à frente em encontrar seu próprio caminho". As crianças frequentam a mesma escola, mas estão em classes diferentes. "Tenho de ajudá-los a fazer a lição de casa separadamente", conta Clara. "É difícil para ela porque Jaime logo grita 'é fácil, é fácil!' para tudo o que ela faz. Não acredito que ele queira humilhá-la, mas ele está sempre procurando reconhecimento."

Além disso, as crianças podem ter consciência das diferenças físicas entre elas e se sentir julgadas por isso. Minha irmã tinha de enfrentar constantes comparações entre ela e os três irmãos mais velhos, pois parecia diferente de nós. Nós éramos claros, enquanto ela era morena. Nosso físico era esbelto; ela apresentava uma compleição mais pesada. "Eu não me sentia parte da família", diz ela hoje. "Vocês três pareciam semelhantes e eu me sentia fisicamente apartada."

Contudo, também era difícil para mim ser a irmã mais velha de um menino pequeno, loiro e bonito. Posso lembrar, vividamente, de me sentir enorme, enquanto os amigos dos meus pais tratavam-no com meiguices. Pesquisas sugerem que o meu desconforto não era infundado. Um estudo descobriu que crianças encantadoras têm probabilidade mais elevada de receber tratamento preferencial, enquanto outro estudo concluiu que crianças bonitas de 7 anos de idade têm probabilidade superior de obter o benefício da dúvida depois de terem se comportado mal. Felizmente, no caso do meu irmão, eu costumava ser malcriada com ele, o que compensava um pouco as coisas.

Se uma criança lhe faz lembrar de outra pessoa – sua irritante sogra, por exemplo – isso também pode gerar um impacto sobre ela. Uma criança é capaz de perceber essas comparações e nem sempre as considerar favoráveis. Dizer "você parece meu pai, ele é um ótimo cozinheiro" é uma coisa. Por outro lado, se seu filho sabe que você não dá muita importância para o tio Anísio e, então, você os compara diretamente, isso levará seu pequeno a tirar as próprias conclusões.

Os pais também precisam se certificar de que essas comparações não estejam sendo feitas fora da família. Certa vez, Tânia recebeu um telefonema da escola que lhe perguntava se ela e o marido estavam tendo problemas, porque seu filho mais novo, Antonio, havia "parado de funcionar". "Levei-o a um piquenique para tentar descobrir o que havia de errado", diz Tânia.

Subitamente, veio à tona que ele não conseguia suportar o fato de estar na mesma escola que seu irmão mais velho, que era extremamente inteligente. Então, ele me disse: "tudo o que eles fazem é me comparar com Alexandre". Antonio sentia que nada que ele fizesse seria bom o suficiente, assim, sua maneira de lidar com essa situação foi não fazer nada – literalmente.

Tânia percebeu que a única solução era separar os irmãos os matriculando em escolas diferentes.

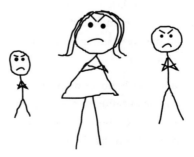

4. Parem de brigar!

Bem, vamos ao âmago da questão. Você fez todo o possível para promover um bom relacionamento entre seus filhos. Você faz de tudo para não mostrar favoritismo, não comparar nem rotular. Você leva em consideração a posição de cada filho na família. Você dá atenção a cada um sempre que possível e reconhece, individualmente, seus esforços. Mesmo assim, eles ainda brigam.

Todas as crianças brigam? Parece que a maioria sim, pelo menos, parte do tempo. Uma rápida pesquisa com pais que eu conheço evidenciou a resposta mais comum: "elas brincam felizes juntas por horas e, de repente, estão se matando". Um estudo descobriu que 93% das crianças com 7 anos de idade brigam com seus irmãos, e 23% delas o fazem frequentemente.

Entretanto, somente porque os irmãos são competitivos e brigam entre si não quer dizer, necessariamente, que eles não gostam uns dos outros. Na verdade, é porque eles se conhecem muito bem que podem brigar. Os amigos podem virar as costas se você os provocar demais; seus irmãos estão presos a você não importa o que faça. "Como vocês podem brigar e, no minuto seguinte, dizer que se amam?" Foi o que perguntei para minha filha na hora de dormir certa noite, depois que ela desejou carinhosamente uma boa noite ao irmão. Ela pareceu surpresa: "É isso o que os irmãos e irmãs devem fazer, não é?" E assim é.

108 Foi ele que começou, mãe!

Embora as brigas entre irmãos possam levar você a subir pelas paredes, crianças que nunca brigaram seria uma possibilidade remota. Brigar também não é, inteiramente, uma coisa ruim. Considerando que a vida é um negócio um tanto competitivo, um pouco de conflito entre irmãos ajuda as crianças a experimentar seu espaço no mundo. Aquelas que aprendem, em casa, a lidar com situações de conflito terão mais prática em se defender, além de melhores chances de enfrentar desavenças e tensões no mundo exterior.

Contudo, se as brigas de seus filhos são ininterruptas ou estão acabando com você, então, provavelmente, será necessário fazer algumas mudanças. Considerando que não existe nenhuma varinha mágica capaz de fazer seus filhos pararem de brigar, isso exigirá algumas soluções criativas para esse problema. Como diz o psicólogo clínico, doutor Stephen Briers:

> Você precisa ser bastante flexível para experimentar novas alternativas. Crianças de diferentes idades e temperamentos precisam de diferentes abordagens. Você precisa observar o que está acontecendo e criar estratégias adequadas aos seus filhos.

POR QUE AS CRIANÇAS BRIGAM?

As crianças brigam por uma extensa série de razões, incluindo uma simples batalha de vontades, a necessidade de amor e atenção ou o desejo de dominar o outro. Porém, diferentes brigas significam diferentes coisas em diferentes ocasiões e você precisa reagir a elas de maneira adequada. Portanto, vale a pena refletir sobre algumas das razões das brigas de seus filhos.

Atenção

"Agora entendo por que brigávamos tanto", diz Nicolas. Hoje adultos, Nicolas e seu irmão Gilberto mantiveram um estado de hostilidade por toda a infância, que se estendeu até a vida adulta. Eles discutiam tanto que uma propriedade que o avô havia lhes deixado teve de ser vendida, e o dinheiro, dividido. Nicolas explica:

Levei anos para perceber que fazíamos isso pela atenção do nosso pai, porque nosso pai tentava manter nossa mãe só para ele. Ele nos disse que nunca quis ter filhos, que isso foi ideia da nossa mãe. A mãe dele morrera jovem e ele, simplesmente, não sabia como dividir nossa mãe conosco.

A experiência de Nicolas pode ser mais dramática que outras, mas não há dúvida de que uma das principais razões das brigas entre irmãos é pela atenção dos pais. De maneira geral, se você der atenção à briga, terá mais briga ainda, porque as crianças logo percebem que a estratégia funciona; em contrapartida, se você não der nenhuma atenção às crianças quando elas não estiverem brigando, a paz pode não prevalecer. Vanessa confessa que, como muitas outras mães, ela deixa os filhos, de 5 e 8 anos de idade, continuar o que estão fazendo se estiverem brincando tranquilamente.

Eu simplesmente prossigo com minhas tarefas, grata por aquela paz. Então, de repente, um deles atira um tijolo na cabeça do outro e uma terrível briga começa, com direito a gritos, lágrimas, tudo. E lá vou eu.

Uma criança que sente que não está recebendo atenção suficiente pode tomar atitudes extremas contra um irmão que parece estar

110   Foi ele que começou, mãe!

no seu caminho. A psicoterapeuta Julie Lynn-Evans atende crianças cujas brigas se tornaram graves:

Atendo crianças que batem para valer em seus irmãos, que os empurram escada abaixo ou que fazem coisas às escondidas, como rasgar a lição de casa dos outros. Essas crianças simplesmente odeiam seus irmãos mais novos e estão sempre em guarda para que os pais não passem com eles um segundo a mais do que passam com elas. Elas são capazes de gastar horas argumentando que o irmão mais novo é o preferido dos pais. Por sua vez, o segundo filho aprende a contra-atacar de maneira dissimulada e é capaz de começar uma briga para que o mais velho leve a culpa e o castigo. Essa situação alimenta o sistema: "só eu levo bronca, ela não" e assim por diante. Porém, no momento em que essas crianças começam a me ver, é porque a situação chegou a um ponto em que nada mais parece funcionar.

Muitas vezes, vejo que se tento passar algum tempo com um dos meus filhos depois de um dia inteiro fora de casa, os outros começam a brigar numa tentativa de atrair atenção para eles. O final de um dia de trabalho pode ser um momento crítico; seus filhos podem ficar animados com sua chegada, mas, por trás disso, podem também sentir certa ansiedade para receber atenção. Portanto, se você chega em casa e pensa que vai ler seu jornal ou ver seus e-mails, é melhor pensar novamente.

Alguma coisa a mais está acontecendo

Se uma criança, em particular, está sempre começando uma briga, esse pode ser um sinal de que ela precisa de mais atenção ou de que alguma coisa está acontecendo fora de casa e ela precisa de sua ajuda. É sempre bom procurar descobrir o que pode estar por trás desse comportamento e que pode ser o responsável pelos conflitos.

Para o doutor Stephen Briers, será necessário dedicar um tempo somente a seu filho, caso suspeite de que alguma coisa esteja afetando a maneira como ele se comporta em casa. Por outro lado, será preciso também "proteger a vítima e mostrar claramente à criança agressora que ela precisa encontrar outras maneiras de lidar com sentimentos difíceis, que não seja bater no irmão ou na irmã", afirma ele. Igualmente, ao começar a dar muita atenção ao filho com problemas, Briers adverte:

> É necessário ter muito cuidado para que "socar o irmãozinho" não se transforme em um passe automático para conseguir a total atenção dos pais. É preciso ter cautela com o tipo de comportamento que está sendo reforçado.

Você está estimulando a briga?

Os filhos imitam os pais. Se você costuma gritar com eles, o mais provável é que eles gritem uns com os outros, especialmente se você berrar a fim de que parem de brigar. Quantas vezes você ouviu um filho repetindo como um papagaio expressões suas como: "pare com isso agora!"? Eu me senti envergonhada quando ouvi meu filho de 4 anos dizer ao irmão: "esse seu comportamento já passou dos limites!" quando ele era ainda pequeno demais para saber o que a palavra "comportamento" significava.

As crianças precisam de ajuda para desenvolver o tipo de autocontrole que a maioria das pessoas exibe na vida adulta. Se você bate em seus filhos, será difícil para eles compreender por que não

112   Foi ele que começou, mãe!

devem bater nos irmãos, particularmente quando são pequenos e podem ficar frustrados pela falta de vocabulário para expressar emoções complexas. "Existem boas evidências de que punir os filhos fisicamente está relacionado ao aumento da agressividade das crianças com o passar do tempo", observa a psicóloga do desenvolvimento, professora Judy Dunn. "Portanto, não bata em seus filhos. É importante que as crianças não aprendam a usar a agressão como uma maneira de resolver seus problemas."

Brigar é divertido

As crianças são capazes de aprender muitas coisas com as brigas: se você machuca outra pessoa, deixa-a irritada ou a leva às lágrimas, então, existem alguns bons indicadores do impacto que seu comportamento pode ter sobre o outro. Além disso, existem algumas lições a serem aprendidas com as coisas que provocam um conflito, como bater ou roubar. Às vezes, brigar é apenas algo para fazer: o tédio pode ser uma boa razão, como qualquer outra, para começar uma briga.

Meu irmão mais velho admite que adorava orquestrar brigas entre mim e nosso irmão mais novo. "Parecia uma luta de gladiadores", diz ele com satisfação. "Tapas e arranhões de um lado, murros do outro." Lembro-me de ficar muito irritada, pois os murros sempre machucavam muito mais, mas essa era justamente a questão. Quanto mais irritada eu ficava, mais ele se divertia.

As crianças estão sempre procurando testar e ultrapassar os limites: é divertido golpear meu irmão com um pano de prato, mas, opa, o troço atinge seu olho; é divertido esconder a figurinha de futebol mais cobiçada dele e, depois, ver o que acontece quando ele nota a falta (e negar tudo, é claro) ou comer seu biscoito enquanto ele vai atender a porta; é divertido repetir a mesma palavra ou frase várias vezes quando isso parece provocar uma reação interessante em outra pessoa. Parte dessas desavenças pode ser evitada mantendo-se as crianças ocupadas, ou lembrando-as de que precisam continuar o que deveriam estar fazendo.

DEVO ME ENVOLVER OU NÃO?

É fácil ficarmos confusos em relação à maneira de abordar as brigas dos nossos filhos. Inicialmente, procuramos ignorá-las, depois, elas nos deixam irritados e, rapidamente, passamos da fase de preteri-las para a fase de repreendê-las e, por fim, voltamos a ignorá-las. Viramos as costas, mas a briga nos acompanha. Afinal, perdemos a paciência e gritamos com todo mundo.

Um estudo descobriu que embora muitos pais usem a estratégia de "não intervir", eles, na verdade, não acreditam que esse seja o método mais eficiente de lidar com conflitos, sugerindo que os pais, com frequência, não sabem o que fazer. Embora o senso comum afirme que prestar atenção às brigas ajuda somente a colocar mais lenha na fogueira, os pais ainda desejam um padrão de comportamento em casa. Isso significa que é necessário agir sobre certos comportamentos se você quiser evitá-los. Por exemplo, se as crianças estão se batendo, será preciso separá-las e dizer, claramente, que bater não será tolerado.

As estratégias que não funcionam incluem respostas como: "parem com isso! Deixem isso prá lá!" ou "por que vocês dois não conseguem parar de brigar?" Se você começar a gritar, provavelmente vai elevar o calor da discussão. Afirmações que rotulam ou comparam também são inúteis: "Por que vocês não podem ser como fulano e beltrano?" ou "Vocês dois estão sempre brigando" simplesmente sugerem que eles não conseguem se dar bem e não vão parar. Dizer coisas como "vocês me dão dor de cabeça" também

114   Foi ele que começou, mãe!

podem provocar mais irritação. Não ajuda perguntar quem começou nem quem é o culpado; isso simplesmente dá a uma criança permissão para tornar-se pior.

Até certo ponto, o melhor caminho é o mínimo de intervenção, sempre que possível. Se você for arrastado para dentro das brigas de seus filhos, tomar partido e enxugar lágrimas, provavelmente as tornará mais estimuladas, além de reforçar os comportamentos que você reprova. Mesmo dizendo para parar, você está prestando atenção. As crianças irão aprender com mais eficácia a lidar com suas diferenças se resolverem seus problemas sozinhas, desde que sua competência verbal seja adequada. Crianças menores podem precisar de sua ajuda para aprender a negociar.

Entretanto, você precisará intervir se existir abuso físico ou verbal de uma criança em relação a outra (o que, para mim, significa principalmente brigas). Você pode querer evitar que uma discussão verbal evolua para uma luta de mão. Eu também ajo sobre brigas que testemunho, porque elas costumam afetar minha qualidade de vida.

As crianças têm o direito de discutir, mas eu tenho o direito à paz, assim, posso pedir a elas que discutam em outro lugar. Algumas pessoas defendem o uso de uma "sala de discussões" e, sempre que uma briga começa, perguntam às crianças: "para onde vocês devem ir?" Em minha opinião, essa estratégia não funciona muito bem, porque a recusa das crianças em se mover pode provocar mais conflito. Além disso, de qualquer maneira, como você poderá colocá-la em prática no meio de uma refeição, na pressa de arrumar as crianças para a escola ou em um avião?

"Não existem respostas certas e quem disser que tem a receita perfeita está enganado", afirma Julie Lynn-Evans.

A vida é assim mesmo: às vezes, você deixará passar, outras vezes, isso irá lhe trazer mais aborrecimentos. Contudo, o principal é estar acima da maior parte de tudo isso. Se você alimentar esse comportamento dando-lhe atenção, as crianças perceberão que são capazes de afastar você de seu telefonema ou de seu livro sempre que quiserem, e o farão cada vez mais. Certos dias serão mais irritantes que outros; um dia chuvoso na cozinha é bem pior que um dia ensolarado no jardim, ou se você tiver TPM ou uma ressaca. Porém, o segredo é não dar ouvidos às intrigas e não intervir, a menos que você tenha assistido à situação.

Entretanto, enfatiza ela, existem distinções muito claras entre as rusgas diárias das crianças testando seus limites e um comportamento mais desagradável:

Não se trata de um problema sério quando uma criança tranca outra para fora do quarto fechando a porta nos seus dedos sem querer, ou a empurra pelo rosto [...]. As crianças ficam muito excitadas; se um irmão bate na cabeça do outro com uma raquete de tênis no calor do momento porque o time está perdendo a partida, isso é normal, embora eles precisem ser ensinados a não agredir.

Porém, quando a ação é premeditada, então, trata-se de um problema. Fazer uma irmã tropeçar para ela cair da escada ou esconder suas coisas para que ela não consiga ficar pronta para ir à escola no horário e seja repreendida é o tipo de coisa sobre a qual você precisa intervir.

QUEM COMEÇOU A BRIGA? — INTRIGAS E TOMADA DE PARTIDO

A resposta-padrão de minha mãe para qualquer reclamação era: "Não me venha com mexericos". Contudo, para uma criança, não se trata de um mexerico, mas de um problema urgente. "Ele me

116   Foi ele que começou, mãe!

machucou de verdade e você nem liga!" gritou minha filha na última vez que eu disse aquela frase para ela. Assim, se um filho procurar você precisando de sua ajuda, dê atenção, mas deixe claro que isso não irá funcionar como uma maneira de encrencar os irmãos. No caso de se tratar de um desentendimento verbal, você pode dizer que está interessado na maneira como a criança se sente, mas não no que os outros fizeram. Entretanto, se alguém se machuca ou algo é quebrado, você precisa verificar a situação.

Reconhecer que uma criança precisa de sua ajuda não é a mesma coisa que tomar partido. Mesmo se você sentir que o filho que está reclamando tem uma justificativa, é melhor não tomar partido, pois você nunca sabe toda a história. Ele pode ter batido na cabeça da irmã com um brinquedo, mas ela pode tê-lo provocado. Não tome partido se você não viu a briga.

Se você recompensar o reclamante dirigindo sua raiva ao irmão, ele logo aprenderá que vale a pena criar intrigas. Em contrapartida, você desestimulará esse tipo de atitude deixando claro que espera que cada criança seja responsável apenas por seu próprio comportamento. "Preferiria não saber o que seu irmão está fazendo, mas estou feliz em saber o que se passa com você."

"Você não deve se envolver se um de seus filhos frequentemente vier se queixar de que o irmão o está provocando", observa Julie Lynn-Evans.

Mas, se o provocador mantiver esse comportamento, procure fazer um agrado ao filho queixoso, como levá-lo para tomar um chocolate quente sozinho com você, se puder, assim, talvez, isso sirva de lição ao outro.

Além disso, é melhor não dar atenção se um filho vier lhe contar que o irmão está fazendo uma coisa que não deveria; é importante não os deixar assumir nenhuma autoridade. Tendo dito isso, eu adorava contar aos meus pais quando meu irmão furava nosso novo pula-pula* com um lápis, e também adorava ver a bronca que ele levava.

NÃO SE APRESSE EM TIRAR CONCLUSÕES

Muito frequentemente, os pais caem na armadilha de presumir que o filho mais velho é quem persegue e hostiliza o mais novo. Na verdade, as crianças pequenas aprendem muito rapidamente que, embora possam não ter a força verbal ou física, são capazes de provocar seus irmãos mais velhos e, depois, procurar ajuda quando levam uns safanões. O mais novo também pode ser o responsável por começar uma briga, aproveitando-se do fato de que seus irmãos mais velhos sabem que não deveriam bater nele. Muitas vezes, aquele que grita mais alto é, na verdade, o culpado (ou o mais culpado). Contudo, se uma criança estiver perseguindo as outras ou provocando brigas, então, você precisará investigar mais.

"Eu sempre acreditei que era a minha filha mais velha quem provocava as brigas", diz Antonio.

Porém, um dia, eu estava observando escondido atrás do meu jornal, quando vi a irmã mais nova bagunçar de propósito o jogo dela. Então, a mais velha lhe deu um pequeno empurrão e, imediatamente, a caçula começou a gritar por mim. Pude ver como ela estava sendo desleal. A cena, realmente, mudou minha maneira de pensar.

---

* Pula-pula é uma grande bola de vinil com alças usada para pular. A pessoa se senta em cima da bola e segura nas alças para não cair. (N. T.)

ESTABELEÇA LIMITES

Toda família precisa de regras claras sobre comportamento e cabe a você decidir o que será ou não será tolerado. A maioria das famílias não admite bater, morder ou arranhar; além disso, você pode incluir outras, como não xingar e tratar os outros com respeito. Também é interessante estabelecer regras claras sobre os pertences e o espaço de cada um; por exemplo, ninguém deve entrar no quarto dos outros sem permissão. As crianças precisam saber o que você suporta, assim, reúna a família e diga quais serão as regras.

"Você precisa de uma política de tolerância zero em relação à violência", afirma Julie Lynn-Evans.

Estabeleça regras muito claras sobre bater, empurrar, arranhar, morder e diga aos seus filhos: "se eu vir vocês fazendo essas coisas, vou separá-los dos outros e mandá-los para o quarto ou colocá-los de castigo" ou "vocês ficarão sem chocolate depois do almoço", ou qualquer outra coisa funcione. Você decide qual será a punição: deverá ser algo que sirva para sua família, seja ficar sem computador ou sem TV por um certo tempo, ou, talvez, ficar proibido de dormir na casa dos amigos ou de ir a uma festa esperada. Seja qual for, a punição precisa ser imediata e direta. Porém, permaneça sem se envolver tanto quanto possível, até precisar intervir.

"Você precisa encontrar uma punição que funcione para seus filhos", concorda o psicólogo clínico, doutor Stephen Briers.

Se as crianças mais velhas já alcançaram certos privilégios de adultos, como ir para a cama mais tarde ou receber uma mesada, então, tais prerrogativas podem ser revogadas se elas agirem como bebês. Ser obrigado a ir para a cama na mesma hora que seu irmão menor pode ser uma ótima maneira de nivelar as coisas. Contudo, seja o que for, você precisa encontrar um castigo que produza um forte impacto em seu filho. As crianças menores tendem a copiar as maiores, por isso, se você for capaz de deter esse tipo de comportamento nas mais velhas, o problema tenderá a diminuir.

DEFINA SUA ESTRATÉGIA: DE QUE TIPO DE BRIGA SE TRATA?

Usamos a palavra "briga" de maneira abrangente, mas existe grande variedade de hostilidades infantis, que vão desde rusgas insignificantes a verdadeiras lutas de foice. Com os meus filhos, as situações se alteram muito rapidamente: em um minuto, minha filha está cantarolando um nome bobo para o irmão, que ri enquanto os dois andam pela casa alegremente; no minuto seguinte, a condição descamba para algo de que ele não gosta, por isso, começa a gritar para ela parar ou, então, ele puxa os cabelos dela. Em pouco tempo, um deles está chorando e agredindo o outro em fúria.

É interessante analisar os diferentes gatilhos que desencadeiam as brigas para definir quais deles podem ser controlados por você, quais podem, simplesmente, permanecer sem problemas e também quando você precisa aplicar suas punições.

"ELE ME CHAMOU DE..."

Grande parte da vida familiar pode estar baseada em brincadeiras bem-humoradas, mas isso pode, rapidamente, descambar para uma sucessão de insultos. Ninguém sabe melhor que seus irmãos o que corre em suas veias e, por essa razão, eles são tão

120 Foi ele que começou, mãe!

bons em provocar uns aos outros. "Quando alguém lançava uma farpa, você aprendia a devolvê-la em vez de ficar ofendido", diz Renato, que cresceu em uma família de sete crianças. "Porém, é claro, no fundo, alguém sempre ficava ofendido."

"Quando eu era adolescente, minha irmã costumava me dizer que eu era gorda e que minhas pernas eram grossas como um tronco de árvore", lembra-se Jacquie, enquanto Laura descreve como seu filho de 2 anos de idade consegue levar a irmã de 6 anos às lágrimas, chamando-a de "cocô fedorento". Em minha própria família, meu irmão, que detestava omelete de queijo, ficava chateado ao ser chamado de "Omeleteijo", enquanto nossa irmã, que detestava suas fofas bochechas rosadas, era a "Cerejinha". A zombaria fazia parte da cultura da nossa família, e se você não gostasse de uma piada, bem, você deveria relaxar mais. Contudo, o que parece uma brincadeira engraçada pode também magoar, por isso, tornar essa prática parte da cultura familiar não é uma boa ideia.

A linguagem que usamos pode provocar um enorme impacto sobre a vida emocional da família. Xingamentos, ofensas eventuais, palavrões, chamar de nomes – mesmo se feitos em tom de brincadeira ou de maneira carinhosa – podem enviar sinais poderosos sobre o que é aceitável e sobre como os membros da família percebem-se uns aos outros. Até mesmo recriminações casuais são capazes de provocar embaraço e afetar a confiança, especialmente observações sobre a aparência física no início da adolescência. Considerando que as palavras tornam-se a principal arma durante esse período da vida dos nossos filhos, vale a pena desestimular esse tipo de linguagem desde o início.

"Assisti a uma conferência com um psiquiatra que disse: 'paus e pedras podem quebrar seus ossos, mas as palavras são capazes de ferir uma pessoa muito mais profundamente' e eu cheguei à conclusão de que isso é verdade", afirma a psicóloga educacional Laverne Antrobus.

Existe uma quantidade assustadora de crianças que, seja na escola, seja em casa, enfrenta, realmente, o drama de sofrer constantes xingamentos de todo o tipo. Expressões de sentimentos negativos sobre os outros fazem parte do processo de descobrir uma maneira de conviver. Você não pode impedir que as crianças digam coisas sobre as outras, mas pode deixar claro quais são suas expectativas e dizer que fica triste ao ouvi-las falar dessa maneira desrespeitosa umas com as outras.

Fico espantada com a ingenuidade, a insignificância e, às vezes, a crueldade inequívoca do que os meus filhos dizem uns para os outros. Certa manhã, minha filha chamou o irmão, um menino magro de 7 anos de idade, de "mulher gorda". "Panaca" é o xingamento favorito do meu filho mais novo, de 4 anos, embora ele não faça a mínima ideia do que a palavra significa. Uma tarde, minha filha passou a maior parte do tempo chorando porque seu irmão insistia em chamá-la de "lésbica"; e, apesar de eu reafirmar que isso não era sequer um insulto, ele, simplesmente, continuava apertando a mesma tecla. "Cara de porco, bunda-mole, idiota gordo, esquisitão...", preciso continuar?

Parte dessa linguagem pode ser um campo de teste para as coisas que você jamais diria em outro lugar. Francisco comenta sobre sua vida com seus três irmãos:

Seria difícil distinguir qualquer termo que mostrasse abuso verbal nas torrentes que fluíam em uma casa com quatro garotos em diferentes fases da adolescência. Mas, de uma maneira divertida, acredito que o abuso verbal se torna um indicador de intimidade. As coisas que dizíamos uns para os outros só poderiam ter sido ditas entre pessoas que eram íntimas. Se as disséssemos para amigos ou outras pessoas, teríamos sido presos.

Talvez não sejamos capazes de fazer que os nossos filhos se tornem amigos do peito, mas podemos, pelo menos, estimulá-los a tratar uns aos outros com algum respeito. Já experimentei diferentes métodos. Meu filho do meio, recentemente, assistiu a uma palestra na escola sobre *bullying*. O ponto central da campanha era o *slogan* "Think!" [Pense!]. Cada letra correspondia a uma pergunta que você devia fazer a si mesmo antes de dizer alguma coisa para os outros:

> **T:** *Is it true?* [Isso é verdade?]
> **H:** *Is it helpful?* [Isso serve para alguma coisa?]
> **I:** *Is it inspiring?* [Isso é inspirador?] [Meus filhos não conheciam essa palavra.]
> **N:** *Is it necessary?* [Isso é necessário?]
> **K:** *Is it kind?* [Isso é gentil?]

Achei a campanha muito eficiente, pois, quando um dos meus filhos, automaticamente, chama o outro de "porco gordo", eu lhe pergunto: "Você PENSOU antes de dizer isso?" Então, todos, em uníssono, cantarolam "isso é verdade, isso serve para alguma coisa etc.", o que, pelo menos, pode ajudar a interromper o momento de tensão e distraí-los de pensar em mais nomes para dizer aos outros.

Uma vez, determinei aos meus filhos que eu deduziria 1 real de sua mesada para cada coisa maldosa que eu os ouvisse dizer a quem quer que fosse; e se eles viessem me contar que seus irmãos fizeram isso, todos receberiam o mesmo castigo. O problema era que meu filho de 4 anos era ainda muito pequeno para, realmente, dar valor à mesada, assim, ele passava o tempo todo gritando ofensas e, depois, sugerindo: "Mamãe, você deveria castigá-los". As outras crianças também discutiam sobre quem deveria ter a mesada diminuída e de quem era a culpa. Esse método parecia alimentar mais ressentimentos. Como observa o doutor Stephen Briers:

Para eliminar os xingamentos, você precisa lidar com isso como um problema importante. Tenha um conversa com seus filhos e diga: "Xingar e chamar os outros de nomes não é certo. Eu não vou admitir esse comportamento e, se vocês o fizerem, vão para a cama mais cedo", ou qualquer outro castigo que você decidir.

Entretando, o que acontece quando uma criança vem lhe dizer que o irmão acabou de xingá-la ou alega que ele sussurrou o nome baixinho, por isso você não ouviu? "Como em relação a todos os crimes, você precisa ter provas", diz o doutor Briers.

Você precisa ter testemunhado o xingamento. Contudo, se uma criança vier lhe contar que o irmão a chamou de "x", você pode dizer: "isso é horrível, fique longe dele". Então, procure a outra criança e diga: "O seu irmão disse que você o xingou, então, você precisa saber que se eu o ouvir dizer isso, haverá problemas." Às vezes, a criança admite a falta. Se você a presenciou, ou conseguiu uma confissão, pode pegar pesado. Além disso, se o comportamento continuar, ambos deverão receber um castigo de que não gostem.

Em contrapartida, você também pode instituir um quadro de estrelas para a criança que não xinga", ensina Julie Lynn-Evans.

124   Foi ele que começou, mãe!

Quando a criança conseguir certo número de estrelas, ganha 1 real ou uma saída para comprar figurinhas de futebol, ou qualquer outra coisa importante para ela. Você precisa fazê-las ficar bem quietas para explicar: "Se você xingar, vai ter menos tempo no computador, ou qualquer outro castigo, mas se você não xingar, ganhará uma recompensa." Os únicos juízes são mamãe e papai, e nunca, jamais, hesite!

"ELE ESTÁ ME PROVOCANDO" — DISCUSSÕES

O constante tiroteio que acontece em nossa casa é, para mim, provavelmente, o aspecto mais fatigante de criar filhos. Começa à 7 horas da manhã e pode se estender, sem pausa, até as crianças se separarem no portão da escola; depois, começa novamente assim que elas chegam em casa. Em uma manhã dessas, ouvi meu filho de 4 anos gritar "panaca!" do próprio quarto antes mesmo de se levantar da cama.

Contudo, o pior são as constantes discussões. Observando meus filhos, vejo que um deles sempre interpreta o papel de provocador, por nenhuma razão aparente; isso inclui fazer alguma coisa irritante, como repetir tudo o que o outro diz ou cantar a mesma canção ou dizer a mesma frase muitas e muitas e muitas vezes. Quanto mais o outro reage, mais o provocador dirá:

"Não faça isso."
"Não faça isso você."
"Pare de me imitar!"
[Faz mímica.] "Pare de me imitar!"
"Cala a boca!"
"Mamãe, ele me mandou calar a boca. Cala a boca você!"

Esse tipo de discussão parece ocorrer, sobretudo, quando as crianças estão entediadas, cansadas ou com fome. Às vezes, é evidente o que está provocando sua frustração, mas, em muitas ocasiões, o que deflagra uma discussão parece ser inteiramente aleatório. Por exemplo, quando eu dou um doce a cada um dos meus filhos, eles começam a discutir:

FM [filho do meio]: [Gesticulando em direção ao doce do irmão, que é igual ao seu.] *Esse é um doce para bebezinhos. Todos os bebês comem. E você também é um deles.*
FN [filho mais novo]: *Não, eu não sou!*
FM: *Você é sim.*
FN: *Mamãe! Ele está me dizendo que eu sou um bebê.*
FM: *Porque ele está comendo um doce de bebê.*

Contudo, depois, ele se mostra conciliador.
FM: *Você pode ficar com o primeiro pedaço do bolo de chocolate, porque você é legal.*
FN: *Mas você disse que eu era um bebê.*
FM: *Eu sei. Eu só estava brincando.*

Uma das razões clássicas que deflagram uma discussão é o desejo de tirar a atenção da criança que a está recebendo. Meu filho estava tentando me ensinar a letra da música de sua apresentação, mas sua irmã queria garantir que a iniciativa fosse abortada, fazendo constantes interrupções, acusando-o de chutar sua cadeira e reclamando que todo mundo a estava provocando. Em geral, as crianças culpam as outras por tudo o que lhes aflige. "Eu me atrasei esta manhã porque ela desligou o despertador"; "eu estou irritado por culpa dele"; "eu bati o ketchup na mesa porque ele comeu tudo", e assim por diante.

126 Foi ele que começou, mãe!

"Jaime sabe que é capaz de irritar Jéssica e sabe também que isso vai me irritar", diz Clara, referindo-se aos seus filhos gêmeos de 8 anos de idade.

Escolho um dos seguintes métodos: ou eu saio da sala ou intervenho. O meu lado educado me diz: "calma", mas o meu outro lado acaba gritando com eles. Estou sempre berrando: "parem de brigar!" Às vezes, estou na cozinha e ouço os dois começarem mais uma discussão. Você chega a um ponto em que pensa: "Meu Deus!" e se deixa tomar pelo nervosismo.

Assim como Clara, procuro cerrar os dentes e ignorar uma boa parte dessas discussões. Entretanto, quando estou me arrumando para levar as crianças à escola e ouço uma delas gritando cada vez mais, isso pode ser absolutamente enlouquecedor. Nem sempre consigo me manter calma.

"É preciso lembrar que as crianças que discutem estão conseguindo ganhar alguma coisa com isso", diz o doutor Stephen Briers. "Em um certo sentido, é emocionalmente gratificante para todo mundo, mesmo que eles mantenham um comportamento abusivo. Assim, o método mais eficiente é deter a interação delas e separá-las".

O doutor Briers reconhece que:

Nem sempre é necessário lidar com o problema na mesma hora. Se você não puder mandar seus filhos para quartos separados, imponha um silêncio de dois minutos. Ou eles têm uma conversa agradável ou não haverá conversa nenhuma. Porém, mais tarde, você precisará abordar o problema e lhes dizer: "se essa situação continuar, vocês terão de ir mais cedo para a cama ou não poderão assistir a seu programa favorito", ou qualquer outro castigo que você tenha em mente.

O doutor Briers afirma que, se você tiver estabelecido limites para sua família, pode usar suas regras para arrancar esse tipo de comportamento irritante pela raiz:

> Com as crianças mais velhas, uma vez que você tenha explicitado suas regras, é possível penalizar faltas que parecem menores. A regra "tratamos todos com respeito" significa que, mesmo se você fizer alguma coisa menor, como cochichar, isso não será diferente das agressões físicas. Se uma criança está cochichando, ela sabe o que está fazendo. Assim que você tiver identificado esse comportamento como um problema, então, basta aplicar a política da tolerância zero.

Mesmo uma conduta como cochichar deve ser contida na fase da provocação, pois, muitas vezes, esse é o início de uma briga. "Eu provoco meu irmão", admite Marcelo, de 8 anos de idade. "Então, ele fica tão irritado que começa a me bater. Nós lutamos, eu dou um soco na cara dele, aí ele chora e chama a mamãe". Se a mãe de fato vai intervir em algum momento, melhor mais cedo que mais tarde.

Coloquei essa estratégia à prova. Meu filho do meio gosta de bater os pés e sussurrar, mas sua irmã mais velha destesta esse costume, assim, é certo que isso a provoca. Então, um dia, as batidas e o sussurro começaram. Eu disse a ele que aquilo, provavelmente, iria provocar outras pessoas e que ele deveria parar no mesmo instante. Ele continuou, por isso, lembrei-o de que ir para a cama mais cedo era o castigo para aqueles que não conseguiam respeitar outras pessoas na casa. Então, ele parou. A estratégia funcionou! Desde então, tenho sido muito mais enérgica em extirpar comportamentos provocativos. Em vez de ignorá-los, agora intervenho muito mais rapidamente para evitar que os conflitos se agravem.

128   Foi ele que começou, mãe!

Além disso, é interessante motivar as crianças a não discutir, particularmente na hora das refeições, elogiando-as pelo bom comportamento. Você deve ser capaz de conter uma explosão, especialmente se um de seus filhos não se deixar afetar: "mesmo com seu irmão lhe provocando, você não disse nada. Muito bem"; ou "vocês estão sentados lado a lado numa boa e ninguém está discutindo, parabéns."

Certos especialistas recomendam o método da mediação, em que você pode intervir para ajudar as crianças a resolver seus problemas sozinhas. Esse método funciona melhor quando existe uma questão clara em disputa: você ouve os dois lados, sem atribuir culpa, e expressa o ponto de vista de cada criança; manifeste sua fé na capacidade que elas têm de lidar com a situação, faça uma sugestão se precisar e deixe-as resolver a questão. Também coloquei o método à prova quando um bate-boca parecia estar ganhando corpo no jardim. "Você quer brincar com a bola, mas você quer o espaço livre para poder correr", resumi a questão para meus altercados filha e filho. "Vejam se vocês podem encontrar uma solução. Por que não inventam um novo jogo que tenha corrida e bola?" e, então, fechei a porta do jardim. Em vez de a gritaria aumentar, cinco minutos depois, as crianças estavam quietinhas dentro de casa.

"ELE ME MACHUCOU" — LIDANDO COM A AGRESSÃO

Em nossa família, temos a regra de não bater, que inclui empurrar, morder, chutar, beliscar e puxar os cabelos. Contudo, infelizmente, a regra não impede que tudo isso aconteça. Meu filho de 4 anos de idade, em particular, está passando por uma fase difícil. Num minuto, ele está abrançando o irmão, mas, no minuto seguinte, o irmão está chorando porque tem um arranhão feio nas costas. "Bom, ele mereceu, porque estava me provocando!", diz o lindinho.

"Na verdade, não é relevante saber quem começou", afirma o psicólogo clínico, doutor Stephen Briers. "Não importa o quanto você foi provocado, não está certo bater em alguém. Se você bater em alguém, estará se deixando envolver." O doutor Briers sugere aos pais duas atitudes:

Primeiro, você interrompe a briga imediatamente e, segundo, você pode conversar sobre os sentimentos e as consequências mais tarde.

Se seus filhos estão machucando uns aos outros, ou a ponto de se machucar, eles precisam ser fisicamente distanciados. Coloque-os em quartos separados para que possam se acalmar. Você pode não ter certeza de quem tocou o outro primeiro, caso em que a punição se aplica a ambos.

Se você tiver estabelecido punições para brigas, então, elas devem ser usadas.

"Temos um grande quadro branco na cozinha em que afixamos as proibições das crianças", diz Manoela, cujos dois filhos mais velhos brigam frequentemente.

Se um machucar o outro, ficam proibidos de usar o computador ou assistir à televisão. O mais velho teve seu tempo no computador diminuído, assim, ele não pode conversar com seus amigos no *chat*, ou, então, ele fica sem seu *videogame*. Ele bate com força e não podemos deixar essa situação prosseguir.

Aqui, a regra geral diz que, se você não viu o que aconteceu, não pode interferir, a menos que haja um machucado visível. Minha filha veio me dizer que seu irmão mais novo a beliscou. Não dei importância, realmente, mas, mais tarde, notei que havia marcas

130   Foi ele que começou, mãe!

vermelhas nas suas costas. "Que marcas são essas?" perguntei a ela. "Eu já lhe contei", disse ela zangada. "Ele me beliscou e você não disse nada!"

"Em um caso como esse, você precisa pedir desculpas à criança e explicar que, como não tinha visto acontecer, não podia interferir", observa o doutor Briers. "Porém, agora que você viu as marcas, precisará ter uma conversa com a outra criança e dizer: 'eu vi as marcas, não gostei nada e, da próxima vez, vou ficar brava".

Por outro lado, se você testemunhou uma criança machucando a outra e não há dúvidas sobre quem é o agressor, então, pode também privar o agressor de atenção, concentrando-se na vítima. Dessa maneira, a vítima se sente segura, enquanto o agressor não recebe recompensa por seu comportamento. Mais tarde, quando os ânimos tiverem se apaziguado, você pode conversar calmamente com cada criança sobre o que aconteceu e sobre a melhor maneira de evitar que venha a acontecer novamente.

Entretanto, é importante não perder a cabeça nem reagir com violência. Se os pais ficam bravos quando seus filhos brigam, pode-se perder o controle. Uma mãe contou que o seu marido ficou tão frustrado que bateu a cabeça das crianças uma contra a outra. Essa atitude não é recomendada. Embora possa ser tentador dizer "vou lhe mostrar o quanto isso dói!" e infligi-lo ao agressor, a atitude seria uma lição muito confusa.

Lisa ficou furiosa com o marido, Daniel, quando ele ensinou o filho Henrique, de 10 anos de idade, a revidar as agressões da irmã mais velha na frente das crianças menores:

Estávamos no carro quando a discussão de Aline e Henrique evoluiu para uma briga. O que começou como uma simples brincadeira de localizar carros vermelhos logo descambou para um acusando o outro de trapacear. Aline bateu em Henrique, que começou a chorar. Então, Daniel disse a ele para revidar. Porém, a briga não parou aí, de maneira que os dois estavam brigando, de verdade, no banco de trás. Acabei gritando com os três, incluindo Daniel. Seu raciocínio era que ela deveria experimentar do próprio veneno, mas como podemos ensinar os mais novos que bater é errado se o papai, realmente, incentiva Henrique a fazer isso? Eu não acredito que agredir seja a solução para qualquer problema.

As crianças que testemunham violência física no lar ou na TV são mais predispostas a reproduzir esse comportamento. Pedro, que presenciara sua mãe Camila sendo surrada, começou a pôr em prática o que vira, usando seu irmãozinho como vítima. A maneira como seus filhos brigavam assustou a mãe:

Pedro deixou o olho de Roberto roxo. Ele agarrou a cabeça de Roberto e bateu-a contra uma parede na nossa frente. Eles passaram a bater um no outro com o que estivesse à mão. Não gostava de ver que isso acontecia e me preocupava com a possibilidade de um deles vir a se machucar.

Camila foi capaz de reconhecer que Pedro estava reproduzindo a violência que ele presenciara quando pequeno, e que ela precisava aprender a ficar alerta para identificar os sinais de uma briga, de maneira que ela pudesse interferir antes de a violência começar. Assim, ela e seu novo companheiro passaram a observar Pedro brincando com o irmão mais novo e a ser muito firmes se ele fosse agressivo. "Por um tempo, não podíamos deixá-los sozinhos de jeito nenhum", diz Camila. "Eu costumava mantê-los no meu campo de visão quando estavam brincando e, mesmo hoje, sempre estou de olho. Se eles estão no quarto, procuro verificar o que estão fazendo."

Com frequência, a briga física é expressão de raiva e frustração, assim, quanto mais você puder fazer para facilitar a comunicação, melhor. Você pode ensinar aos seus filhos maneiras seguras de expressar raiva e frustração, como socar travesseiros ou chutar uma bola. Atividade física também pode ser uma ótima maneira de dissipar a agressão. Por isso, se os nervos estão à flor da pele, deixe-os liberar a raiva.

INCENTIVE AS CRIANÇAS A NÃO BRIGAR

Quando Leila decidiu levar seus filhos de 9 e 10 anos a uma psicóloga, para procurar resolver o seu problema com as brigas, os meninos se sentaram no sofá e começaram a chutar um ao outro. "Imediatamente, ela lhes deu um quadro de estrelas e disse: 'muito bem, vocês dois não devem tocar um no outro por uma semana'", diz Leila. "Isso mudou a minha vida em um instante."

Para cada dia que os meninos passavam sem se tocar, eles ganhavam mais tempo no computador ou figurinhas para colecionar. Leila conta como a mudança foi instantânea:

Antes, eu não conseguia separá-los e a briga entre eles era, realmente, violenta. Então, percebi que toda manhã eu pensava: "gostaria de saber se eu vou conseguir tomar um banho ou me vestir antes que eles comecem a brigar". Isso, imediatamente, passou. Após três ou quatro semanas usando o quadro de estrelas, eles quebraram o ciclo. Eu perdi muito tempo tentando colocar as coisas em ordem, procurando psicologizar. Hoje, se eles começam uma briga, apenas digo: "chega, cada um vai para um quarto" – isso me colocou de volta no controle.

Como em qualquer área, a recompensa e o elogio por um bom comportamento funcionam melhor que críticas e punição por um mau comportamento. Tanto quanto possível, observe os momentos em que as crianças estão juntas em harmonia e faça um comentário positivo a respeito.

"Se você tiver uma regra de não bater, com castigos para quem a desobedece, é importante que você também incentive as crianças por suas boas atitudes", afirma Julie Lynn-Evans.

Assim, se uma criança não bater em outra durante uma semana, ela ganha 1 real, um passeio ao parque, um DVD ou qualquer outra coisa que funcione como moeda de troca para seus filhos. Cada família tem de encontrar suas próprias recompensas e punições. As crianças mais velhas querem ser reconhecidas como mais velhas; assim, se seu filho se comportar, poderá ir para a cama meia hora mais tarde ou conquistar outro privilégio que possa distingui-lo como o mais velho. A mensagem é que a criança poderá ganhar alguma coisa se ela agir de acordo.

Camila usou um quadro de estrelas e um sistema de recompensas para motivar os filhos de 7 e 5 anos de idade, que costumavam brigar de maneira muito agressiva. Para cada parte do dia em que eles não brigavam, cada um ganhava um adesivo para colar no quadro e uma bolinha de gude, que eles colocavam em um pote de vidro e que podiam trocar por alguma coisa de seu agrado. Por outro lado, se brigassem, eles conseguiam uma cruz negra no quadro e não ganhavam bolinha. Além disso, ela conversou com o mais velho sobre as brigas e o incentivou a procurá-la nos momentos em que ele se sentisse irritado. Camila recorda:

134   Foi ele que começou, mãe!

O quadro de estrelas foi útil por um certo tempo, até o momento em que senti que eu não precisava mais usá-lo. Os meninos não se importavam tanto com os adesivos, nem mesmo com as recompensas, mas detestavam receber as cruzes negras e a comparação entre eles. Assim, eles se esforçaram cada vez mais.

Camila também procurou diminuir a agressividade dos filhos dando-lhes mais afeto físico. A violência do mais velho a fez se afastar um pouco dele, quando, na verdade, o que ele precisava era de apoio físico. "Eles ainda brigam, é claro", diz ela,

> mas paramos de nos mostrar tão estressados com esse comportamento e assumimos uma abordagem mais calma, então ele aprendeu a se acalmar também. A agressão desapareceu quando começamos a reconhecê-la.

"Eles estão sendo maus comigo!"

Muitas brincadeiras infantis envolvem situações em que a criança tem a oportunidade de testar e ampliar seus limites, o que pode significar infligir sofrimento aos outros. Existem as brincadeiras que, de maneira geral, são experimentais:

> Meu irmão pediu para eu colocar meu dedo perto da dobradiça de uma cadeira de piscina para ver o que acontecia. Eu o fiz jurar que ele não iria fechá-la, mas foi o que ele fez, bem forte. A unha caiu logo depois [...] mas acho que ele queria fazer uma experiência, e não ser cruel.

> Acertei em cheio a testa do meu irmão com uma arma de brinquedo que dispara balas de plástico. O tiro acertou-o tão fortemente que ele caiu e teve uma concussão moderada.

Uma vez, fiz meu irmão mais novo ficar na frente de um poste enquanto eu tentava arremessar um mastro de barraca na cerca acima de sua cabeça. Arremessei com tanta força que o mastro abriu um sulco no alto de sua cabeça e, então, ficou firmemente preso sob a pele. Ele sangrou muito e até hoje tem a cicatriz.

Eu estava fazendo *brownies* de chocolate e meu irmão estava me atormentando porque queria uma colher da massa. Mas, em vez disso, eu lhe dei uma colher de comida de gato porque era escura e parecida com a massa do *brownie*. Jamais esquecerei a cara que ele fez.

Além disso, existem as brincadeiras absolutamente maldosas:

Ela me trancou na edícula, entrou em casa para tomar o lanche da tarde e me esqueceu. É por isso que, hoje, eu tenho verdadeiro horror a aranhas – o lugar estava cheio delas.

Na brincadeira da máquina de escrever, você sentava no estômago do irmão mais novo com seus joelhos sobre as mãos dele, assim ele não podia mexer os braços. Então, você "datilografava" sobre o peito dele, incluindo tocar aquele sininho "ting" de vez em quando, com um rápido tapa no rosto.

Costumávamos subir na última prateleira do guarda-roupa do quarto da minha irmã, equilibrando todos os jogos de tabuleiro e travesseiros em uma pilha para que pudéssemos subir até em cima. Minha irmãzinha levava séculos para chegar até lá e, quando ela conseguia, minha irmã mais velha e eu pulávamos para baixo, desmanchávamos a pilha de jogos e travesseiros, fechávamos as portas do guarda-roupa e a deixávamos lá chorando até que minha mãe a encontrasse.

136   Foi ele que começou, mãe!

Uma vez roubei um dos *sparklers** dos meus irmãos. Eles se vingaram pondo fogo no meu cabelo, depois o cortaram e passaram fixador. Eles me disseram para dizer à mamãe que eu estava brincando de cabeleireiro com as bonecas.

Existem também todas as provocações que tomam a forma de travessuras. "Eu precisava deixar meu prato de batatas fritas e ovo sobre a mesa para ir à copa e, assim, contei minhas batatas para ter certeza de que nenhuma seria roubada na minha ausência", conta Francisco. "Voltei para a mesa e só depois de me certificar de que todas as batatas ainda estavam lá é que notei que o ovo havia sumido. Depois de muito procurar, fui encontrá-lo no chão debaixo do sofá".

Diluir as fronteiras entre fantasia e realidade parece ser um tema recorrente, especialmente quando há crianças pequenas com uma capacidade de raciocínio menos desenvolvida. Marina, de 13 anos de idade, disse à sua irmã, de 8 anos, que seus pais estavam procurando um lugar para ela no orfanato. Estela fez algo semelhante com sua irmã mais nova, Margaret. "Dediquei muito tempo e esforço em dizer para minha irmã que ela era adotada", conta ela. Por sua vez, Grace, cujas irmãs eram aproximadamente oito e dez anos mais novas que ela, disse-lhes que as duas eram adotadas e que seus pais verdadeiros viriam buscá-las. "Elas ficaram realmente traumatizadas", lembra-se Grace hoje. "A mais nova ficava apavorada toda vez que a campainha tocava. Ela pensava que era a assistente social que havia chegado para levá-la".

Eu era boa em inventar histórias imaginárias que criavam um clima de tensão. Eu costumava brincar de fazer de conta com minha irmã mais nova, mas, às vezes, eu me permitia misturar um

---

* *Sparkler* é uma espécie de fogo de artifício de mão que queima devagar emitindo chamas, brilhos e outros efeitos. (N. T.)

pouco as fronteiras entre a fantasia e a crueldade. Em uma dessas brincadeiras, ela estava indo para um colégio interno (tinha 3 anos de idade). Arrumei uma mala de brinquedo minúscula para ela e a fiz acreditar que ela estava, realmente, indo pegar o trem que a levaria para o colégio. Desnecessário dizer que ela ficou apavorada.

QUANDO SE TRATA DE *BULLYING*?

Embora não exista provocação ou zombaria "inocente", o que era apenas um clima de desprazer entre as crianças pode descambar para o reino da crueldade deliberada. Recentemente, meu irmão mais novo confessou que usava o acendedor de cigarros do nosso carro (quando esse tipo de coisa ainda existia) para ameaçar queimar nossa irmã mais nova com sua ponta vermelha e quente. Embora isso, de fato, nunca tenha acontecido, esse comportamento poderia ser descrito, livremente, como tortura mental.

"Meus irmãos tinham uma brincadeira, particularmente desagradável, em que eles se divertiam ou zoando de mim ou me assustando até eu me debulhar em lágrimas", conta Julia, cujos irmãos eram seis e nove anos mais velhos que ela.

Então, eles tiravam uma foto minha chorando. Temos, de verdade, provas fotográficas, que, aliás, ainda fazem o meu sangue ferver. Eu costumava reclamar desse tipo de coisa para os meus pais, mas a resposta deles era simplesmente: "Fique longe deles e eles deixarão você em paz."

Devido ao fato de seus pais não intervirem, Julia aprendeu a suportar o *bullying*. "Eu parei de reclamar. Acho que eu sentia que os meus irmãos tinham o direito de ser terríveis comigo. Afinal, é isso o que os irmãos fazem, certo? Mas eles pegavam pesado às vezes."

138 Foi ele que começou, mãe!

"Valentão" é uma palavra carregada de emoção, e não um rótulo para colar, irrefletidamente, em seu filho. "Para que um comportamento seja visto como *bullying*, é preciso que ele seja repetitivo e arraigado", observa a psicoterapeuta Julie Lynn-Evans.

Todas as crianças podem ser cruéis e maliciosas. Entretanto, a maioria das crianças pode ser educada, conduzida ou punida pelo comportamento cruel. Porém, quando a crueldade é usada pela criança para conseguir atenção – mesmo que essa atenção seja negativa – ou para ser vista como o "mandachuva", o *bullying* passa a se manifestar.

Nossa irmã era sete anos mais nova que eu e cinco anos mais nova que meu outro irmão, por isso, às vezes sua ingenuidade era para nós irresistivelmente tentadora. Meu irmão mais novo gostava de fingir que havia fogo debaixo da cama dela (ele fazia uma ótima imitação do crepitar das chamas) ou, então, ele se escondia dentro do armário dela para pular lá de dentro e assustá-la. Certa vez, ele chegou até mesmo a convencê-la de que o edredom dela estava vivo e que iria comê-la. Costumávamos esperar até que ela estivesse subindo as escadas e, então, apagávamos as luzes, usando o interruptor do andar de baixo, para que ela ficasse imersa numa terrível escuridão.

Isso era diversão inocente? Minha mãe chegou a me acusar de ser má, um sentimento que jamais reconheci. Não me lembro de sentir nenhuma má intenção em relação à minha irmã – na verdade, era o oposto. Contudo, se essas brincadeiras eram divertidas para nós, então, eram, com certeza, cruéis às vezes. Felizmente, Julie Lynn-Evans concorda que esse tipo de comportamento está dentro dos limites da normalidade.

Pobre criança, é divertido, mas não é maldade ou malícia. Um irmão mais novo, muitas vezes, pode se transformar em um brinquedo para os outros, por isso, os pais precisam proteger os menores e educar os outros filhos.

Já minha irmã não tem tanta certeza assim. "O riso é o que faz uma criança se sentir excluída", afirma ela. "Pode estar na moda, hoje, chamar esse comportamento de *bullying*, mas eu sentia, às vezes, que não era amada". Espero ter conseguido compensá-la por isso desde então.

Se você costuma acusar um de seus filhos de intimidar ou agredir o irmão, então existe a possibilidade de que eles transformem isso em realidade, assumindo os papéis de valentão e de vítima. Se seu filho acreditar que é um agressor, agirá como tal. Assim, em vez de chamá-lo de valentão ou de brigão, ajude-o a entender que ele pode ser gentil e, além disso, ajude os irmãos a vê-lo sob um ponto de vista diferente, dizendo coisas positivas sobre ele.

Como no caso dos irmãos que reproduziam as brigas dos adultos, os pais precisam observar se um dos filhos é mais agressivo que o outro. Se você suspeitar que um de seus filhos está cometendo atos de *bullying* contra um irmão fora de sua vista, vale a pena conversar com os dois em separado para procurar descobrir se estão zangados ou tristes. "O *bullying* é, provavelmente, um desejo inconsciente de se sentir melhor, submentendo ou humilhando o outro", diz Julie Lynn-Evans. "Por definição, a criança agressora é infeliz no seu íntimo e sente falta de alguma coisa, caso contrário, ela não precisaria obter vantagem à custa do outro". Dar a ela a oportunidade de conversar sobre seus sentimentos e sugerir maneiras de melhorar as coisas podem ajudar a quebrar esse padrão de comportamento.

140 Foi ele que começou, mãe!

Por outro lado, se uma criança se sentir prejudicada ou agredida, poderia ser útil sugerir maneiras de ela se defender em uma próxima vez que acontecer. Não é recomendável consolar sempre a vítima, pois você a estará estimulando a desempenhar esse papel, especialmente se, com isso, ela estiver encrencando outra criança e, ao mesmo tempo, conseguindo conquistar simpatia. É importante romper o ciclo, porque agressores infantis podem se transformar em adultos agressores, enquanto aqueles que sofrem *bullying* podem ter problemas com seus relacionamentos e com sua autoestima.

REDUZA SUA COTA DE BRIGAS

Em geral, é possível resolver os momentos críticos em sua família. Na maioria das vezes, as crianças brigam quando estão entediadas, cansadas ou com fome, ou, ainda, toda vez em que você está com pressa e elas podem sentir seu estresse. A hora do café da manhã pode ser sempre um período de tensão em sua casa, especialmente antes de a refeição ser servida. Se você puder identificar esses momentos, será capaz de mudar sua estratégia. Por exemplo, se as crianças estão cansadas, deixe-as assistir à TV; ou, se estão inquietas, é hora de uma brincadeira com contato físico.

Se seus filhos estiverem brigando mais que o normal, também vale a pena verificar se estão dormindo o suficiente. Manoela relata:

Acredito que as brigas entre os meus filhos dependem da quantidade de sono que eles têm. Além disso, a maneira como eu lido com essa situação depende da quantidade de sono que eu tenho. Grande parte das brigas também está relacionada ao clima. Sempre que eles podem sair ao ar livre e podemos ir ao parque depois da escola, tudo fica muito mais fácil.

Muitas mães concordam que exercícios regulares e atividades ao ar livre podem gerar enorme melhora no relacionamento entre as crianças; brincar no parquinho, nadar ou caminhar são alternativas possíveis para crianças irritadiças. Outra medida que também pode ajudar é estimular diferentes *hobbies* que possam ser desenvolvidos em casa, de maneira que, mesmo quando não estão fora, as crianças possam passar algum tempo longe umas das outras, mas ocupadas.

Quando as crianças recebem amigos para brincar também pode ser um momento crítico. "Se um deles tem um amigo, é um pesadelo", diz Leila a respeito de seus filhos Bernardo e Vitor. "Os amigos de Bernardo provocam Vitor. Os amigos de Vitor não querem participar das brincadeiras brutas de Bernardo. É sempre uma bomba-relógio que pode explodir a qualquer momento." Algumas das piores brigas dos meus dois filhos aconteceram quando cada um deles recebeu um amigo em casa. Em vez de cada um ficar contente com seu próprio amigo, a situação se transformou em um impasse do tipo "mais velhos *versus* mais novos", com acusações de provocação e "espionagem" de ambos os lados.

Pelo fato de as crianças precisarem aprender a exercitar bem mais seu autocontrole quando estão com amigos do que quando estão apenas com os irmãos, a mistura de irmãos e amigos pode ser explosiva. Por isso, é importante estabelecer algumas regras básicas antes de os amigos de seus filhos chegarem. Eu, por exemplo, não permito mais de um amigo para cada um dos meus filhos ao mesmo tempo, pois um número maior de crianças provoca muito mais conflitos.

EVITE BRIGAS FORA DE CASA

Se você estiver saindo para viajar, especialmente de carro, é importante estabelecer regras antecipadamente e elogiar as crianças

142 Foi ele que começou, mãe!

por seu bom comportamento durante todo o caminho. Se você quiser oferecer recompensas por boas maneiras, então, as crianças devem recebê-las depois da viagem, não na partida. Por exemplo, se você disser: "se vocês não brigarem no carro, cada um vai ganhar um gibi", o presente deve ser dado assim que chegarem no destino. Se você der o presente no começo da viagem, as crianças não vão relacionar a recompensa ao comportamento, e você provavelmente terá brigas ao longo do trajeto, enquanto os gibis não são lidos.

Em relação à guerra dos meus filhos no meio daquela praia lotada (que descrevi na introdução do livro), o que eu poderia ter feito? Resolvi apartá-los e fazê-los se sentar separados longe da praia com meu marido e eu. Contudo, o doutor Briers acredita que eu poderia ter ido além:

No momento em que as crianças estiverem brigando, a única coisa que você pode fazer é tirá-las do local para pensar sobre o que estão fazendo. Elas precisam ficar sentadas por quinze minutos – provavelmente, você precisará tomar essa atitude somente uma vez.

O problema é que, como pais, queremos que as coisas corram bem. Contudo, se você quiser evitar que isso aconteça novamente, é importante o esforço de fazer valer o princípio. Depois, você pode conversar com seu filho sobre a justificada raiva dele por ter tido seu castelo de areia destruído. Isso reforçará aquilo que é importante, se você mostrar a ele que não se esqueceu.

Manoela chegou ao seu limite quando seus dois meninos, de 9 e 11 anos de idade, começaram a se esmurrar no meio de um restaurante lotado:

Todo o mundo estava andando em volta deles, tentando alcançar a comida no bufê com esses dois se batendo. Por fim, simplesmente gritei: "vocês vão parar com isso agora mesmo!" e o lugar todo ficou em silêncio. Então, uma mulher me perguntou se eu precisava de ajuda. "Não, a menos que você seja do serviço de assistência social e possa levar essas crianças embora", respondi. Na verdade, ela queria saber se eu precisava de ajuda para carregar minha bandeja! Bem, de qualquer maneira, isso ajudou a pôr fim na briga.

Ponha a solução de conflitos em prática

A professora Judy Dunn, que estudou os relacionamentos entre irmãos durante longos períodos, notou "resultados intrigantes" ao observar brigas:

Observamos de que maneira as mães lidavam com os conflitos entre elas mesmas e seus filhos quando eles eram pequenos. Então, estudamos de que modo as crianças resolviam as próprias desavenças com seus irmãos quando eram mais velhas. Com as mães que levaram o ponto de vista do filho em consideração e estimularam o compromisso e a negociação, vimos essa atitude refletida na maneira como os irmãos se arranjavam tempos depois. Não há dúvida de que a conversa – aprender a considerar o ponto de vista de outra pessoa – é muito importante.

Assim, se estiver ocorrendo muito bate-boca, uma solução é reunir ambos os lados e descobrir o que aconteceu sem culpar ninguém. Cada lado deve ter o direito de se expressar sem interrupções. É preferível reconhecer os sentimentos a se prender aos fatos. Por

144   Foi ele que começou, mãe!

fim, recapitule a conversa para que todos concordem com o que cada lado disse. Peça para cada um dizer o que eles poderiam ter feito diferente. Peça-lhes para dizer, sem acusações, de que maneira gostariam que o outro se comportasse no futuro. Você pode anotar o que foi dito, ou redigir um acordo com todas as partes concordando com uma maneira de se comportar no futuro. Respeitar o ponto de vista de seus filhos dessa maneira vai ajudá-los a se sentir ouvidos.

Considerando que as crianças estão atentas ao modo como os pais resolvem os conflitos, sempre é bom se desculpar. Tenho uma tendência a explosões eventuais (conhecidas em minha família como "gritaria") e, porque sei que essa é uma maneira indesejável de se comportar, sempre faço questão de pedir desculpas rapidamente a qualquer um que tenha sido pego no estouro. Acredito que, se você se desculpar por momentos em que seu próprio comportamento não é o ideal, as crianças vão seguir seu exemplo. Já observei que minha filha é muito mais rápida em pedir desculpas quando ela percebe que está errada.

Embora obrigar uma criança a se desculpar signifique que ela pode fazê-lo sem desejar isso de verdade, é importante que ela aprenda que pedir desculpas, em geral, coloca um ponto final na disputa. É bom que as crianças reconheçam que elas podem ter magoado alguém. Às vezes, elas podem criar outras maneiras de reparar uma situação, como, por exemplo, fazendo um cartão ou um desenho.

DÊ FIM A ESSE HÁBITO

Cabe lembrar aqui que as crianças brigam porque é divertido e que, como qualquer hábito, pode ser difícil de mudar. Pode, até mesmo, levar vinte anos, como mostra a experiência de Renato, um filho de uma família de sete irmãos:

Lembro-me de um Natal quando eu tinha 20 e poucos anos. Era um Natal como todos os outros, pois havia uma briga desastrosa acontecendo na cozinha envolvendo vários irmãos. Em geral, um começa a discutir com o outro e um terceiro entra na discussão com sua opinião torta, o que provoca o envolvimento de mais outro e assim vai. Nesse dia, mamãe começou a chorar e a gritar: "POR QUE vocês sempre têm de brigar? Por que vocês não podem viver em harmonia?" Ela estava muito aborrecida, achando que seus filhos simplesmente não se gostavam. Todos nós procuramos confortá-la de várias maneiras, rindo e dizendo: "só brigamos porque fizemos isso a vida inteira. Não significa nada", porque nunca significou nada. Nunca nos afligimos com isso e desculpas eram raramente pedidas ou exigidas. Nós, simplesmente, superávamos. Nesse dia, enquanto lavávamos a louça do almoço de Natal, dissemos à mamãe que não brigaríamos nunca mais daquela maneira, porque não queríamos que ela se aborrecesse. E, de alguma maneira, fizemos valer a nossa palavra. Nos anos seguintes, começamos a nos tratar mais como pessoas, não como sacos de pancada.

Portanto, não perca a esperança!

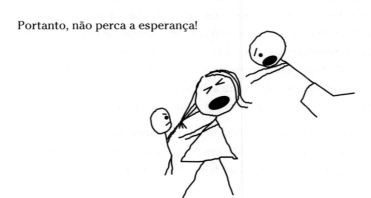

5. Isso é meu

Com frequência, minha casa ressoa com gritos de "meeee dáááá iiissoooo!", "isso é meu" e "me devolve isso!" As crianças são, naturalmente, territorialistas e lutam pela posse de qualquer coisa: uma cadeira, um brinquedo, um lugar no carro. Se alguém pega algo, elas o reivindicam. Ainda outro dia, minha filha sentou-se à mesa do café da manhã com uma bola de futebol enfiada debaixo do braço para não deixar seu irmão mais novo usá-la.

Quando eu era menina, meus pais usavam um jogo americano de mesa. Cada peça tinha uma figura diferente e colorida de um pássaro. Meus irmãos e eu decidimos que um pássaro, particularmente colorido e brilhante que até parecia vivo, era "o melhor" e, assim, em toda refeição, começávamos a brigar para ficar com essa determinada peça. Quem arrumava a mesa, naturalmente, presenteava a si mesmo com o melhor pássaro, mas isso não significava que ele ficaria lá. Quando a refeição começava, o melhor pássaro já havia mudado de lugar várias vezes, sempre acompanhado de discussões e queixas: "peguei o melhor pássaro!", "isso não é justo, é a minha vez!" A peça poderia, até mesmo, trocar de mãos quando os pratos eram retirados antes da sobremesa, ou se você fosse bastante bobo para sair da sala de jantar no meio da refeição.

Vários rodízios e escalas foram organizados e todos fracassaram, até que os nossos pais, em desespero, compraram outro jogo de mesa idêntico. Com isso, havia então dois melhores pássaros, com a diferença que o novo jogo trazia os nomes dos pássaros, assim, imediatamente, declaramos que o novo melhor pássaro "não contava" e voltamos às nossas campanhas beligerantes. Essa situação continuou até a nossa adolescência. Qual é a moral da história? Bem, as crianças vão brigar por qualquer coisa, mas, às vezes, tentar fazer tudo certo para todo mundo simplesmente não funciona.

ENSINANDO A COMPARTILHAR

Recentemente, viajando em um trem lotado do metrô de Londres, meus três filhos tiveram de dividir dois assentos. Todo mundo, achando a cena divertida, parou para olhar quando meu filho de 4 anos ficou ali em pé, gritando "esse é o meu lugar!" para o irmão do meio, que cutucava a irmã, dizendo "sai!". Ela, por sua vez, argumentou "ele pegou o meu lugar, não vou sair!" Eles não mostraram a autoconsciência costumeira do usuário do metrô; eu sabia que todos estavam olhando interessados em ver como eu resolveria aquele impasse. Por fim, tive de agarrar o menor e colocá-lo no meu colo, enquanto ele reclamava a plenos pulmões. Vi que essa cena era um ótimo exemplo do que irmãos não cooperativos, às vezes, podem fazer uns com os outros e o quanto podem ser avessos a propor parcerias que funcionem.

Sempre que possível, procuramos estimular o hábito de compartilhar ao dar exemplos. Temos uma espécie de mantra em nossa família, que diz: "somos uma família, por isso, compartilhamos". Nem sempre funciona, mas é gratificante ouvir as crianças recitá-lo umas para as outras, ainda que, às vezes, de uma maneira agressiva, quando uma delas quer uma garfada do bolo da outra. Quando elas compartilham de verdade, recebem muitos elogios.

O que não funciona muito bem é quando tentamos obrigá-las a compartilhar ou dividir. Cada um dos meus três filhos ganhou um

148 Foi ele que começou, mãe!

presente de parentes: os meninos ganharam duas coisas pequenas cada um, mas minha filha ganhou sete coisas pequenas (não
sei o que os nossos parentes tinham na cabeça). Desnecessário
dizer que houve um berreiro imediato e o consenso geral de que
isso "não era justo". Os meninos exigiram que a irmã "compartilhasse" alguns de seus presentes. Percebi que ela estava relutando
com isso, mas além de enfatizar que seria ótimo se ela decidisse
compartilhar alguma coisa, não fiz nenhuma exigência para ela. Afinal de contas, os presentes eram dela. Por fim, ela pegou um dos
menores embrulhos de canetas hidrográficas que ela recebeu e as
dividiu entre os dois meninos. "Grande coisa!", reclamou meu filho
do meio, mas julguei que ela merecia ser elogiada por reconhecer
que ganhara mais que eles e por ter dado um pequeno passo para
reparar a situação.

Sete presentes *versus* dois parece bastante desigual. Por outro
lado, não é uma boa ideia comprar a mesma coisa para todas as
crianças para evitar as guerras de dividir. As crianças não precisam
de brinquedos iguais, embora todo mundo queira ter um brinquedo mais importante só para si, como é o caso das bicicletas. O que
mais funciona é apontar para as crianças as vantagens do compartilhamento: "um tem um patinete e o outro tem um skate, assim,
vocês podem brincar com um brinquedo diferente a cada vez e
tudo pode ser mais divertido dessa maneira [...]"; ou, "cada um
tem seis jogos de computador, assim, se vocês compartilharem,
terão doze."

"Às vezes, colocar as crianças como responsáveis pelo compartilhamento pode funcionar", diz Suzana, que tem quatro filhos. "Se
você diz a eles 'temos apenas um biscoito, então, qual é a melhor
maneira de dividi-lo?', eles são capazes, de verdade, de se mostrar
cooperativos e solidários uns com os outros".

Embora meus filhos possam ser incrivelmente relutantes em relação a compartilhar, também há momentos em que eu posso ser levada por seus desejos de dividir coisas entre si. Desde que estejam no controle, eles podem ser extremamente benevolentes. Ao voltar de uma festa outro dia, meu filho de 4 anos conseguiu resistir às últimas três pastilhas de chocolate de seu pacote, porque queria dá-los ao seu irmão, à irmã e ao pai. Achei comovente e admirável aquele seu gesto de autocontrole, especialmente no momento em que eu procurava convencê-lo a dar aquelas pastilhas para mim!

ESTIMULE O COMPARTILHAMENTO DESDE O INÍCIO

É importante que as crianças se acostumem a compartilhar suas coisas com os irmãos desde a mais tenra idade. Tão logo um bebê comece a engatinhar, toda a dinâmica entre ele e seus irmãos mais velhos vai mudar. A partir desse momento, ele não precisa mais ficar sentado e esperar que as outras crianças venham lhe mostrar seus brinquedos: agora, ele pode pegá-los sozinho. Esse é inevitavelmente um difícil despertar para uma criança mais velha, que pode não querer compartilhar o que é seu gratuitamente.

O ato de compartilhar precisa ser estimulado com uma grande dose de reforço positivo; simplesmente insistir para que uma criança mais velha compartilhe seus brinquedos como se fosse algo natural pode alimentar ressentimentos. Uma alternativa é distrair o filho mais velho enquanto o bebê engatinha pelo ambiente, ou rapidamente oferecer outra coisa ao bebê, que ainda pode não estar tão fixado em determinados objetos que ele nota.

Você pode ensinar seu filho mais velho a fazer a mesma coisa. Contudo, não espere, de imediato, que a criança mais velha esteja

150   Foi ele que começou, mãe!

disposta a compartilhar, especialemente se o bebê estiver mordendo tudo e babando.

Uma estratégia que funciona bem é criar uma área especial ou uma prateleira, na qual a criança mais velha poderá manter seus brinquedos, um lugar que o bebê ainda não pode alcançar. Entretanto, se a criança mais velha se tornar agressiva, ela precisará ser firmemente advertida de que bater é proibido. Ela pode aprender a dizer "não" com firmeza e, então, pegar o brinquedo de volta gentilmente; além disso, se ela for incentivada a oferecer outro brinquedo ao bebê, tanto melhor. Ana comenta:

> Raquel costumava ficar realmente louca quando Edna começava a mexer em suas coisas. Funcionou bastante bem apelar para seu senso de maturidade. Eu costumava dizer coisas como "é tão gentil você me ajudar com o bebê. Sei que pode ser chato, mas você é uma menina crescida". Acredito que isso, de fato, aumentou sua confiança e a ajudou a ser mais cuidadosa com a irmã.

Se essa estratégia se mostrar ineficaz, então, um quadro de estrelas pode ajudar a motivar uma criança acima de 3 anos de idade por meio de pequenos agrados, ou passar um tempo especial com ela como recompensa por atos de compartilhamento. Esse método ajuda a reforçar o comportamento que você deseja, embora precise ser aplicado de maneira firme para ser eficaz.

Aprendendo a esperar sua vez

Aprender a esperar a vez é importante. Assim como no caso de serem estimuladas a compartilhar, as crianças podem aprender a revezar desde muito cedo. Esperar a vez para brincar no balanço é um bom exemplo: as crianças precisam esperar por sua vez e, depois, sair, em geral antes de sua vontade, para dar a outra criança a oportunidade de brincar também.

Se as crianças não conseguem compartilhar algo, então, o revezamento pode funcionar como alternativa. Quando meus dois filhos querem se sentar no mesmo lado da banheira, uso o *timer* da cozinha e dou a eles cinco minutos cada. Contudo, isso não significa que revezar é sempre uma coisa tranquila. Há pouco tempo, meu filho do meio voltou de uma festa trazendo um lagarto de brinquedo que ele ganhara para "compartilhar" com seu irmão mais novo. Inevitavelmente, eles não conseguiram entrar num acordo sobre de quem era a vez de ficar com o lagarto. "Bem, na verdade, ele é meu", disse o mais velho. "Por isso, eu é que devo decidir quanto tempo vou ficar com ele". "Mas você disse que ia dividir o brinquedo", observei. "Sim, eu vou", respondeu ele. "Mas é a minha vez agora e quero ficar com ele mais tempo!" Por fim, as discussões sobre o lagarto chegaram a tal ponto que eu decidi tomar o brinquedo e colocá-lo em uma prateleira alta até que eles conseguissem se acertar. Outro dia, notei que o lagarto ainda está lá, completamente esquecido.

PROPRIEDADE PARTICULAR

Apenas porque são irmãos não significa que eles têm de compartilhar, automaticamente, tudo o que entra em casa. Cada criança tem o direito a ter alguns pertences pessoais e seria bom se você tivesse uma ideia clara sobre o que acha justo que eles deveriam compartilhar. Enquanto objetos como TV e computadores (nos espaços principais) são, evidentemente, comunitários, se

152 Foi ele que começou, mãe!

as crianças tiverem pertences pessoais ou brinquedos favoritos, elas deveriam poder mantê-los só para si e poder decidir como compartilhar esses objetos e se desejam fazer isso.

Em minha família, o ursinho surrado da minha filha está fora de cogitação e todo mundo sabe que ninguém deve brincar com ele, a menos que seja, especificamente, convidado para isso. Outro dia, ouvi meu filho mais novo dizendo à irmã, com a lógica inimitável de uma criança de 4 anos: "Certo, é isso, estou matando seu urso!" – a ameaça final.

Se as crianças quiserem proteger seus pertences pessoais, precisam aprender a guardá-los em um lugar especial, como uma prateleira ou gaveta ou, então, em seus quartos, onde tais pertences ficarão fora do alcance de outras crianças. Além disso, você pode criar uma regra determinando que as coisas guardadas no espaço pessoal de cada um não devem ser compartilhadas sem a permissão de seu dono, mas que, se essas coisas forem deixadas fora de seu lugar, poderão ser compartilhadas. Se ocorrerem brigas por causa desses objetos, eles poderão ser confiscados.

"Como fazemos para impedir que as crianças menores mexam nas coisas?" pergunta Elisa, mãe de cinco filhos.

Bem, a primeira regra é: se você não quer que ninguém mexa nas suas coisas, guarde-as! Se forem deixadas espalhadas pela casa e não forem guardadas depois de um aviso nosso, então, sinto muito, mas você não será apoiado. De maneira geral, essa regra funciona razoavelmente bem. As crianças mais velhas guardam suas preciosas coisas em seus quartos. Henrique (de 10 anos) tem alguns carros especiais que ele guarda em separado, além de figurinhas para trocar que os outros sabem que não devem tocar. Já Lara (de 12 anos) guarda suas coisas em seu quarto, que fica no último andar da casa, para que ninguém se anime a ir até lá em cima procurar algo para se encrencar.

As crianças devem ter o direito de determinar quem terá permissão para usar suas coisas. Contudo, você pode precisar ajudá-las a negociar o que acontece e a pensar em consequências apropriadas, quando algo é emprestado sem permissão. Se algum objeto for quebrado, por exemplo, a criança que o pegou pode ter de substituí-lo com sua mesada ou emprestar outra coisa sua como forma de ressarcimento. Outro dia, meu filho perdeu uma semana de sua mesada por rasgar a capa de um CD que pertencia à sua irmã; essa foi sua maneira de expressar que ele não gostava daquela música, mas ele precisava aprender que estragar os pertences de outra pessoa é inaceitável.

Os argumentos sobre os objetos comunitários, como TV ou DVD, podem ser mais simples: se as crianças não concordarem, então, basta desligá-los. Os computadores não podem ser reservados para uso pessoal, exceto nos horários combinados. Além disso, para alguns pais, certos jogos de computador ou de *videogame* que precisam de dois jogadores oferecem uma excelente oportunidade para unir crianças que não conseguem colaborar contra um inimigo comum.

"Em nossa casa, todo o mundo tem problemas em dividir a TV e o computador", afirma Elisa.

Procuramos atenuar esse problema estipulando para cada filho determinado limite de tempo, como vinte minutos no computador, ou um programa de TV inteiro. Depois, é a vez de o outro escolher ao que assistir. Esse arranjo funciona bastante

154 Foi ele que começou, mãe!

bem quando estou por perto para supervisionar. Porém, se eu me distraio, invariavelmente os maiores tentam levar vantagem, o que sempre acaba em bate-boca e gritaria.

DIVIDINDO O QUARTO

Nem todas as crianças podem desfrutar do conforto de ter seu próprio quarto. Muitos irmãos gostam de dividir esse aposento, o que pode trazer intimidade e diversão. Entretanto, para as crianças que não se dão bem, essa situação pode intensificar as diferenças entre elas. "Tive de dividir o dormitório com meu irmão mais novo por muitos anos", conta Mario. "Hoje, mal o vejo. Passamos tempo demais sendo obrigados a ficar juntos. Talvez, tenhamos dito tudo o que tínhamos para dizer um ao outro."

Para as crianças menores, dividir o quarto pode trazer alguns benefícios, como ter um tempo extra para brincar juntas e favorecer o hábito de compartilhar. "Acredito que isso evita que elas se tornem territorialistas demais em relação ao que é 'delas'", diz Karin, que sempre acomodou seus três filhos, hoje com 8, 6 e 3 anos de idade, no mesmo dormitório, apesar de haver bastante espaço na casa para cada um ter o próprio quarto. O principal motivo que a levou a tomar essa decisão está em suas lembranças, cheias de gritos como "sai do meu quarto!", trocados entre ela e seus três irmãos quando eram crianças. "No mesmo aposento, eles dividem seus brinquedos mais livremente e, às vezes, é um tanto aconchegante para eles. Contudo, não sei se manterei esse arranjo por muito mais tempo", admite ela. "As crianças maiores estão começando a perguntar quando podem ter seu próprio quarto."

Mesmo se as crianças estiverem dividindo um dormitório, é importante que cada uma tenha um espaço pessoal, que elas possam chamar de seu, ou, então, um lugar específico no qual possam colocar coisas e em que as outras crianças não irão interferir. Às vezes, colocar uma cortina ou divisória pode trazer certa privacidade.

Quando a família de Vanessa precisou se mudar para uma casa menor, seus dois filhos tiveram de deixar seus próprios quartos e passar a dividir um.

Foi difícil para Antonio deixar seu próprio espaço e ter de dividir um dormitório com o irmão pequeno. Ele começou a ficar muito estressado com essa situação, assim, fizemos para ele uma espécie de barraca-cabana sobre seu beliche, dentro da qual ele podia se refugiar. Ele achava o Carlos muito chato, às vezes, por isso, era bom ter um refúgio para escapar dele.

Criar um espaço privativo também pode funcionar bem quando crianças mais velhas e mais novas precisam dividir um quarto, mas têm horas de dormir diferentes. Não seria realista esperar que a criança mais velha apagasse a luz na hora de a criança menor dormir, mas se a mais velha tiver um espaço em que possa, talvez, ler com uma pequena lâmpada ou sentar-se um pouco mais longe, será importante ressaltar sua condição privilegiada.

GUERRA PELA POSSE — QUANDO INTERFERIR

Em uma praia, observei duas pequenas irmãs brincando juntas. Elas estavam felizes com seus baldes e suas pás, até que resolveram construir um castelo de areia. Então, as duas pegaram o mesmo regador ao mesmo tempo e nenhuma delas queria soltá-lo. Um verdadeiro cabo de guerra se seguiu, pontuado por gritos estridentes. O que me interessou naquela cena foi que a mãe parecia olhar

156   Foi ele que começou, mãe!

através delas. Ela estava sentada olhando na direção das crianças, observando-as brigar, mas sem fazer nada. Por fim, a menina maior arrancou o regador da mão da irmã, que caiu no chão em lágrimas, ainda pedindo a ajuda da mãe.

O ponto de partida para esse tipo de briga acontece, de fato, antes que a discussão comece. Se você se dispuser a observar e a mostrar quando as crianças estão brincando e compartilhando as coisas em harmonia, elas estarão menos propensas a, de repente, deflagrar uma guerra para chamar sua atenção quando alguma coisa estiver errada. Embora a disputa das garotinhas pelo regador não tenha conseguido muita atenção da mãe, ela também parecia desatenta em relação às filhas quando elas, juntas, estavam brincando em concórdia.

Entretanto, se uma disputa por alguma coisa se inicia, o segredo é saber o momento em que se deve intervir e quando se deve deixar as crianças resolver o assunto sozinhas. Se alguém ficar machucado, ou se forem incapazes de estabelecer um acordo, então, poderão precisar de sua ajuda. Deixar uma delas soluçando estendida na areia não parece um desfecho satisfatório para uma desavença.

Uma maneira de intervir antes que as coisas escapem ao controle é perguntar às crianças a quem pertence o objeto que é o alvo da briga. Se pertencer a uma das partes, então, ela deve ter o direito de escolher se quer emprestá-lo ou não. Em vez de sugerir que ela deveria abrir mão de algo que não quer, será mais interessante se você lhe pedir para sugerir alguma coisa que ela ficaria feliz em emprestar. As crianças adoram perceber a si mesmas como generosas; deixar que um filho perceba que está sendo útil e cobri-lo de elogios por sua gentileza pode elevar seu senso de generosidade. Como alternativa, você pode ajudar a outra criança a encontrar outra coisa para brincar, o que pode ajudar a romper a fixação por determinado objeto. No caso do regador, que, provavelmente, pertencia a toda a família, a mãe poderia ter sugerido que as meninas se revezassem para usá-lo ou distrair a mais nova com outra coisa.

Se duas crianças estão discutindo sobre algo que pode ser facilmente dividido, então, é possível sugerir que uma faça a divisão e a outra faça a escolha do pedaço que deseja. Esse método funciona no caso de pedaços de bolo ou peças de Lego, mas, se houver mais de duas crianças, a situação poderá se complicar e você terá de fazer a divisão.

Entretanto, o aspecto mais importante aqui é que você não tome partido. Determinar a um de seus filhos que ele dê alguma coisa para o outro é o mesmo que dizer a eles quem é o vencedor e quem é o perdedor, deixando-os sentir que você está favorecendo um em detrimento do outro.

MEDIANDO CONFLITOS DE COMPARTILHAMENTO

Certos especialistas acreditam que a melhor tática, quando as crianças estão brigando pelo compartilhamento de algo, é intervir brevemente e, depois, deixá-las resolver a questão sozinhas. Se você optar por essa abordagem, deverá intervir rapidamente para entender o ponto de vista de cada criança e sintetizar o caso para cada uma delas, por exemplo, dizendo para a primeira: "você quer brincar com a oficina de brinquedo". Em seguida, dizendo para a outra: "a sua oficina é especial e você não quer que ela seja quebrada". Então, você deverá apresentar o que funcionaria melhor, ou a regra, se existir alguma, mas deverá deixar as crianças decidir se vão negociar. Por exemplo: "a oficina é sua, por isso, você decide, mas se quiser encontrar alguma solução com sua

158   Foi ele que começou, mãe!

irmã, isso é com você". Nesse momento, você deverá deixá-las com o problema.

Essa é a teoria, pelo menos. Coloquei-a à prova em uma tarde de sexta-feira. Todos estavam bastante cansados e meu filho mais novo tinha um amigo para brincar. Minha filha fora instruída a deixá-los sozinhos. Então, todo mundo apareceu aos empurrões na cozinha, a discussão já a pleno vapor. Os meninos queriam brincar com um jogo de *videogame*, mas minha filha não queria deixá-los pegar o jogo que escolheram, que pertencia a ela. Ela alegava que, da última vez que o emprestara ao irmão, ele "tinha estragado tudo". Ele, com veemência, negou a acusação, já com tanta raiva que gritava "é mentira!" com voz estridente. Daí, seguiu-se todo o tipo de intrincados detalhes, descritos por minha filha a respeito do suposto crime, pontuados por gritos cada vez mais altos de seu irmão.

Pedi a meu filho que se acalmasse e tentasse dizer o que ele queria sem chorar. "Você quer o jogo emprestado", eu lhe disse. Então, virei para sua irmã: "Mas você está preocupada que ele possa quebrar". Então, falando para os dois, sugeri: "Se os jogos são quebrados, então, não podem ser emprestados". "Mas," falei para minha filha, "o jogo é seu e você é quem decide. Talvez você possa fazer um acordo com seu irmão". Nesse momento, eu deveria sair de cena, mas as coisas evoluíram muito rápido.

"Está bem", concedeu ela, e meu filho agarrou o jogo antes que o acordo tivesse sido selado. "Eu quero o Frank Lampard!" (figurinha supervalorizada do jogador inglês de futebol), exigiu ela em troca. "De jeito nenhum!" respondeu ele. "Está bem, então, o seu tempo no computador [uma hora, permitida no fim de semana]", propôs ela. "De jeito nenhum!", gritou ele. A essa altura, eu não deveria intervir, mas procurei colocá-los de volta aos trilhos.

"Qual seria uma troca justa?", perguntei. "Minha lição de casa!", disse meu filho, que já havia começado a brincar com o jogo de *videogame* com um ar arrogante. "Sim, ou um pedaço de papel velho", brincou seu amigo. Aquilo não estava funcionando. Minha filha estava furiosa. "Eu quero a minha troca justa!", gritou ela para mim. "Por que você não resolveu isso?" Por fim, ela acabou arrebatando o jogo de volta, deixando o meu filho gritando a plenos pulmões mais uma vez e o amigo em pé, parecendo que um buraco no chão iria se abrir.

Se as crianças são incapazes de resolver sozinhas as suas desavenças, o passo seguinte pode ser convocar uma reunião de família para encontrar uma solução. Foi exatamente o que procurei fazer no dia seguinte. Cada criança teve a oportunidade de mostrar seu ponto de vista sem ser interrompida e, somente depois disso, poderia haver contestação. Então, elaboramos uma lista de possíveis soluções, em que todos contribuíram sem nenhum julgamento, para ver se conseguíamos encontrar uma com que todos concordassem. Inevitavelmente, a discussão sobre quebrar coisas começou de novo, assim como o bate-boca sobre a má vontade para fazer uma troca justa. Contudo, o ponto de vista do meu filho chegou ao âmago do problema: "eu empresto a ela todos os meus jogos de *videogame* que ela quer", reclamou ele. "Mas quando eu quero pegar emprestado os dela, ela sempre diz: 'não, esses são especiais'". "Bem, eles são especiais!" argumentou minha filha.

As soluções que criamos eram bem variadas: "não emprestar nada a ninguém" era uma delas. Contudo, afinal, minha filha concordou que ela escolheria um ou dois jogos, que ela chamou de "muito especiais", que seriam para seu uso exclusivo. Além desses, ela concordou que compartilharia os outros jogos com seu irmão, assim como ele fazia com ela. Dessa maneira, os dois usariam um maior número de jogos possível. Entretanto, se houvesse qualquer evidência de que ele "estragou" os jogos novamente (o que ele ainda negava peremptoriamente), então, todos os empréstimos seriam revogados. Os dois pareciam felizes com esse acordo. Da minha parte, estou contente em dizer que ele parece ter funcionado. Desde então, não houve nenhuma briga importante por causa dos jogos.

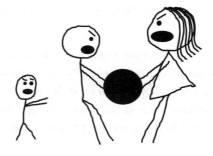

6. Momentos críticos

Todas as famílias têm seus altos e baixos, mas existem certas situações que podem afetar o comportamento das crianças e a maneira com a qual lidam com seus irmãos. As crianças são criaturas que cultivam hábitos, por isso, acham difícil enfrentar a mudança; elas também podem levar as coisas para o lado pessoal e culpar a si mesmas por coisas que estão além de seu controle. Conflitos como doença ou morte em família, dissolução do casamento, dificuldades na escola ou problemas com um irmão enfermo ou com necessidades especiais podem ser difíceis para uma criança enfrentar.

Um súbito aumento dos conflitos entre irmãos pode ser um sinal de que nem tudo está bem em outras áreas da vida deles ou de que estão lutando para superar uma mudança em casa. Quando meu marido, subitamente, precisou passar muito tempo fora por causa do trabalho, meus filhos passaram a brigar bem mais entre eles. Talvez sentissem que precisavam chamar minha atenção para garantir que eu também não fosse embora.

Uma criança que, de repente, expressa muita raiva em relação aos irmãos pode, na verdade, estar zangada por causa de outra coisa totalmente diferente. A psicóloga Laverne Antrobus afirma:

As crianças podem "extravasar" quando existem dificuldades. Com frequência, seu comportamento reflete as preocupações que têm e sua necessidade de comunicar esses sentimentos de

QUANDO UMA FAMÍLIA SE DESAGREGA

A realidade da dissolução da família é um problema que muitas crianças enfrentam. Atualmente, um em cada quatro casamentos termina em divórcio enquanto muitos outros casais com filhos, unidos por relação estável, também se separam. Esse pode ser um momento triste e confuso para as crianças. De alguma maneira, elas podem se sentir responsáveis pelo que está acontecendo e colocar sobre os próprios ombros um pesado fardo; se elas se mostrarem malcriadas ou testarem você brigando mais com os irmãos, isso pode ser um sinal de que precisam de seu apoio.

Para Clara, um período de problemas graves de saúde coincidiu com o fim de seu casamento, uma época extremamente estressante para seus filhos gêmeos, então com 7 anos de idade. A menina nascera com problemas de saúde e o menino foi profundamente afetado pela nova situação. "Ele começou a desempenhar o papel de homem de casa, disciplinando a irmã e dizendo a ela para ir para o quarto", conta Clara.

> Eu não sabia o que fazer. Por fim, pedi a uma professora para conversar com ele, quando ele disse a ela: "Minha mãe está mal e minha irmã está mal, por isso, tenho que cuidar delas". Fiquei com o coração partido. Senti como se estivéssemos roubando sua infância. Ele precisava lembrar de que ainda era um garotinho.

Por sua vez, João, hoje com 38 anos, apenas depois de adulto compreendeu por que ele provocava tanto a irmã mais nova.

O casamento dos meus pais levou anos para ir pelo ralo e, assim, havia um clima constante de conflito entre eles. A tensão em nossa casa era terrível, mas nunca nada era claramente articulado. Acredito que eu estava extravasando meu próprio medo em relação ao que estava acontecendo. Além disso, havia muitas discussões e brigas, por isso, parecia natural jogar o que eu sentia sobre aquela situação em cima de outra pessoa.

O psicólogo clínico, doutor Stephen Briers, afirma:

A principal regra sobre conflitos conjugais é não os demonstrar em frente dos filhos, tanto quanto possível. Caso contrário, as crianças podem sentir que têm de tomar partido ou acabar ficando "do lado" do pai ou da mãe, e isso pode, então, afastá-las umas das outras.

Apesar das divergências que possam existir entre os pais, é importante apresentar uma "fachada" de união e não usar as crianças como muro de lamentações para um reclamar do outro. Mesmo que os pais sejam separados, é melhor evitar usar os filhos como um canal de comunicação ou pedir a eles para escolher entre o pai e a mãe. Quanto mais as crianças puderem ver os pais lidar com os conflitos calmamente, menor será a probabilidade de essa situação transbordar para sua própria vida e relacionamentos.

O doutor Briers comenta:

Alguns pais tendem a buscar consolo em um ou mais filhos. Fazer a mãe ou o pai se sentir melhor não deveria ser um fardo para uma criança carregar. A pressão que surge dessa circunstância pode exaurir os recursos emocionais da criança e aumentar as tensões já existentes no relacionamento entre irmãos.

164   Foi ele que começou, mãe!

Especialistas concordam que, se o relacionamento dos pais está enfrentando problemas e existem planos para mudanças, é importante contar aos filhos o que está acontecendo da maneira mais honesta possível. Embora as crianças não precisem saber dos detalhes sórdidos, é importante mantê-las informadas para que compreendam a situação. Mesmo assim, os pais não devem se surpreender se os filhos apresentarem mau comportamento ou passarem a brigar mais com os irmãos.

"Um certo extravasamento de emoções entre os irmãos é normal e, talvez, inevitável", observa o doutor Briers. Contudo, isso não significa que os pais devam tolerar o comportamento antissocial:

> Por se sentirem culpados, os pais, com frequência, acabam aceitando comportamentos extremos que, normalmente, nunca tolerariam em seus filhos. Na realidade, as crianças, que, provavelmente estão inseguras precisam de tratamento amável, porém firme, para se sentir confiantes. Elas devem entender que, embora a organização familiar possa estar passando por mudanças, você ainda está no controle e ainda é capaz de cuidar delas.

As crianças de uma mesma família podem vivenciar o divórcio de maneiras diferentes. O impacto pode ser menos severo sobre os filhos mais velhos, especialmente se já tiverem certa independência fora de casa. Ana descobriu que seus filhos menores eram bem abertos em relação ao fim de seu casamento, mas que os irmãos mais velhos reprimiram seus sentimentos. "Por fora, mostravam muita serenidade", diz ela, "mas era bem mais difícil saber se estavam magoados". Se um dos pais sai de casa, as crianças também podem testar o outro que permanece ou os irmãos, mostrando um comportamento difícil, talvez como uma maneira de garantir que continuem ao seu lado.

O fim de um casamento nem sempre tem impacto negativo sobre o relacionamento entre os irmãos; de fato, em certos casos, pode fortalecer os laços fraternos. "As crianças parecem estabelecer um firme pacto quando alguma coisa acontece, em geral, eles contra mim", diz Joana, mãe de cinco filhos. "Eles ficaram bravos comigo quando o pai partiu, porque me culpavam por ele ter ido embora."

Depois que seus pais se divorciaram, Rogério teve um ganho inesperado: seu relacionamento com a irmã melhorou radicalmente, sobretudo porque se uniram contra um novo inimigo. "Nós nos unimos em torno da aversão que sentíamos à nova mulher com quem nosso pai se casou", admite ele. "Da adolescência à vida adulta, isso nos deu algo em comum."

FORMANDO NOVAS FAMÍLIAS

É inevitável que, após a morte de um cônjuge, o divórcio ou a separação, os pais conheçam, se casem ou morem com novos companheiros. Oficialmente, 11% das famílias são multinucleares;* na realidade, esse número é, provavelmente, muito maior, pois não inclui outros tipos de união que não o casamento. Quando novas famílias são formadas, as crianças têm de enfrentar uma série de possíveis mudanças: ir morar com uma nova família ou visitar uma regularmente; ganhar um novo pai ou mãe e irmãos afins, ou vivenciar o nascimento de meio-irmãos.

As crianças que são reunidas para formar uma nova família podem sentir que perderam alguma coisa: um dos pais, ou seu lugar na família; se precisam mudar de casa, podem deixar sua

---

* Entende-se por família multinuclear a estrutura familiar originada do casamento ou da união estável, na qual um ou ambos os pais têm filho ou filhos de um vínculo anterior. Também chamadas de famílias reconstituídas, recompostas, mosaicos etc. (N. T.)

escola, seus amigos ou seu próprio quarto. O lugar de uma criança na hierarquia familiar também pode mudar entre duas famílias; a que é mais velha em uma família pode passar a fazer parte de uma família multinuclear que têm filhos ainda mais velhos e, assim, rapidamente, ter de se acostumar a ser o filho do meio. Um adolescente que, de repente, herda uma família com filhos mais novos pode ficar assustado com a perspectiva de passar seu tempo com crianças pequenas.

Formar novas famílias significa muito trabalho: as crianças precisam de uma dose extra de atenção ao mesmo tempo em que seus pais estão se concentrando em um novo relacionamento. Quando existem crianças dos dois lados, os pais precisam fazer um esforço consciente para dividir a sua atenção e evitar se concentrar apenas nos próprios filhos; pode ser difícil administrar as necessidades e os desejos de todos. Além disso, os pais precisam trabalhar duro para não tratar seus filhos de maneira diferente ou mostrar qualquer favoritismo.

"Acredito que é realmente importante dar a cada criança um tempo sozinha com cada um dos pais, longe dos outros irmãos", diz Ângela, que tem dois enteados, além de duas filhas, uma das quais com seu novo companheiro.

Faço todo o esforço possível para passar um tempo sozinha com meus enteados como se eles fossem meus filhos. O único problema é que, às vezes, temos de colocar as nossas próprias necessidades em segundo plano, e isso significa ter menos tempo para mim e meu marido ficarmos juntos sozinhos.

"Procure não forçar os relacionamentos", aconselha a psicóloga Laverne Antrobus.

Estimule as crianças a compartilhar seus pensamentos; é importante saber o que cada membro da "nova" família está sentindo. Não tente convencê-las de que tudo vai ficar bem; retirando a pressão para que todos se deem bem, os relacionamentos podem emergir de uma maneira mais natural e genuína.

Henrique, de 10 anos de idade, filho mais velho de Elisa, é de um relacionamento anterior, e tem um pai diferente dos outros três irmãos mais novos. Henrique e seu irmão George brigam pela atenção do pai, Daniel. Elisa afirma:

Acredito que Henrique tem um pouco de ciúme do fato de Daniel ser o pai de George e viver conosco, enquanto seu próprio pai, embora o veja, não tem muito a ver com ele. Henrique é um menino emocionalmente carente e precisa saber que ele é tão importante para você quanto você é para ele. Acredito que vem daí grande parte das discussões.

Quando irmãos afins não se dão bem, Antrobus sugere:

Será preciso deixar claro que as regras básicas, como ter respeito pela autoridade dos pais e pelo outro, permanecem essenciais. Os pais e seus novos companheiros terão de manter a ideia de "viver em harmonia" como prioridade na agenda familiar, oferecendo oportunidades para cada criança escolher seu prato favorito ou uma atividade que lhe dê prazer. Quanto mais amor, respeito e solidez no cuidado com que as crianças são tratadas como pessoas, melhor elas irão se sentir em relação a si mesmas e mais inclinadas a se comportar de maneira generosa em relação a seus novos irmãos afins.

Quando duas famílias se unem, o espaço passa a ser, com frequência, ainda mais valioso, e os quartos podem se tornar objeto de disputa. Embora, idealmente, você possa preferir reorganizar o espaço, em vez de espremer as crianças nos quartos existentes, isso nem sempre é possível. No caso em que os enteados são visitantes regulares, mas não vivem, de fato, com a família, eles podem se sentir excluídos pela falta de espaço pessoal ou privativo. Também não é incomum que os filhos do pai se sintam desalojados, observa a psicoterapeuta Julie Lynn-Evans:

> A mulher, ou seja, a nova madrasta, costuma ficar com a casa e a custódia dos filhos, assim, eles mantêm seus próprios quartos [...]. Os filhos do pai, que, provavelmente, moram com a própria mãe, precisam dividir o espaço quando vão visitá-lo. Portanto, há muita reclamação do tipo "não há espaço para mim neste mundo", ou "eu estou sempre em segundo plano".

Lynn-Evans sugere que você ouça todas essas queixas e as leve seriamente em consideração:

> Diga "é como se você estivesse em segundo plano, e você não está fazendo uma tempestade em copo d'água". Em relação aos quartos, as crianças precisam receber informações objetivas sobre a realidade da família, porque se trata, é claro, de questões financeiras. Porém, elas também precisam ser ouvidas, pois é realmente difícil. Assim, você será capaz de ajudá-las a pensar no que poderiam fazer juntos para melhorar a situação.

Quando os pais em um novo relacionamento resolvem aumentar a família, e gerar um meio-irmão ou uma meia-irmã, essa situação também pode trazer mais pressão sobre os outros filhos. A chegada de um novo bebê pode criar um vínculo entre crianças que não têm parentesco, pois os filhos de ambos os lados serão parentes do bebê. Em contrapartida, elas também podem se sentir magoadas e rejeitadas. O enteado de Ângela, Eduardo, tinha 13 anos quando ela e o pai dele tiveram uma nova filha, Daniela. Ângela conta esse momento:

Ele começou a exibir comportamento exagerado para chamar a atenção na escola e a ser malcriado em casa. Ele disse ao pai que se sentia excluído e que ninguém tinha tempo para ele, ao passo que, minha filha Alessandra estava encantada, adorando o bebê, o que, acredito, aborrecia Eduardo ainda mais. Levou bastante tempo e muito esforço da minha parte para eu conseguir reconstruir o relacionamento com ele. Uma atitude que ajuda é não usar o termo "meio-irmão ou meia-irmã" [...]. Até onde entendo, Daniela é irmã de Eduardo.

QUANDO UMA CRIANÇA TEM NECESSIDADES ESPECIAIS

Ter uma criança doente ou com alguma deficiência na família pode submeter todo o grupo a uma tensão extra, incluindo o relacionamento entre irmãos. Se um filho tem mais necessidades que os outros, inevitavelmente, o foco da família muda. Às vezes, essa situação pode ser uma experiência positiva, unindo a família, mas se um irmão sentir que é invisível aos pais por causa da criança com necessidades específicas, é provável que aconteçam ressentimentos. Ele pode sentir ciúmes ou raiva do quanto essa criança é capaz de demandar atenção e, assim, procurar maneiras de atrair o interesse para si. Além disso, ele pode sentir que seus problemas não são tão ruins quanto os da criança e, dessa maneira, reprimir seus sentimentos.

"Atendi uma menina cuja irmã mais velha era portadora da Síndrome de Asperger", conta a psicoterapeuta Julie Lynn-Evans. "Ela

170 Foi ele que começou, mãe!

dizia que a irmã roubara sua vida. Disseram-lhe mil vezes que ela tinha sorte, porém, tudo o que sentia era estar em segundo plano".

Entretanto, a psicoterapeuta reconhece que os pais precisam ser realistas em relação à vida com uma criança que tem mais necessidades que as outras:

> Se você tem um filho que, em especial, precisa de um determinado tipo de atenção, faz sentido afirmar que haverá rivalidade entre os irmãos. Uma criança "normal" vai sentir, para sempre, que recebe menos energia dos pais, que passa menos tempo com eles e que está deixando muito para trás. Por isso, você precisa de toda a ajuda que puder conseguir, incluindo amigos, professores, madrinhas; você precisa fazer tudo o que puder para ampliar sua base de apoio. Descubra uma maneira para passar um tempo especial com seus outros filhos. Além disso, os pais precisam entender que estão fazendo o melhor que está ao seu alcance e que a vida lhes reservou um grande desafio.

Jéssica, filha gêmea de Marcos e Clara, nasceu com uma fenda no coração e tem dificuldades de aprendizagem. A compreensível ansiedade dos pais em relação à filha fez que Jaime, seu irmão gêmeo, sentisse que, raramente, recebia atenção. "Ele costumava me dizer 'eu odeio você, porque você gosta mais da Jéssica', e ouvir isso acaba com você completamente, não?" diz Clara. À medida que os gêmeos cresceram, Jéssica aprendeu a manipular o medo dos pais de que ela era mais vulnerável a ferimentos, adotando uma posição de intocável quando ela e Jaime brigavam.

"Quando eles eram pequenos, ela arranhava, mordia, beliscava o irmão e ele não costumava revidar, porque se preocupava com sua saúde", conta Clara. "Se eu desse um tapinha na mão dela, ele ficava transtornado e dizia: 'não machuque ela, não machuque ela'". Porém, hoje os gêmeos têm 8 anos e Jéssica está mais forte. "Agora é a vez de ele revidar", diz Clara. "Agora, ele, realmente, parte para cima dela".

Jaime oscila entre proteger a irmã e ficar frustrado porque ela não é tão capaz quanto ele. "Em geral, ele gosta dela, ajuda-a a amarrar os sapatos porque ela não consegue", conta Clara.

Às vezes, vou ao quarto dos dois à noite e os encontro na mesma cama, abraçados. Mas, ele também adora imitá-la e provocá-la e, realmente, ela o perturba. Cada um deles tem um Nintendo DS e ele configura o dela para que ela possa usar, mas, então, ela ainda acha o jogo muito complicado e começa a provocá-lo e a empurrá-lo. É uma pena porque ele está sentado ali, jogando tranquilamente e, então, ela lhe dá um tapa perto do ouvido e ele fica zangado.

Embora uma criança possa se ressentir de seu irmão por ele receber mais atenção, isso não pode ser usado como desculpa para o mau comportamento. Compreender a doença ou a deficiência pode ajudar a reduzir a tensão e a agressividade: mantenha as crianças informadas sobre o que está acontecendo se houver mudanças em andamento ou visitas a hospitais para enfrentar. Certifique-se de que os irmãos tenham uma pessoa para conversar sobre seus medos e ansiedades.

Além disso, é importante focar naquilo que uma criança com necessidades especiais é capaz de fazer, e não no que ela não consegue, e estimular suas habilidades no que for possível. Deixe claro que ninguém na família é um "problema". Se um irmão sentir que a outra criança tem privilégios, isso poderá levar a conflitos.

172   Foi ele que começou, mãe!

Por sua vez, Jaime, um menino de 13 anos de idade, tinha problemas de saúde e de fala quando era pequeno, por isso, seus pais, João e Nara, desenvolveram o hábito de mimá-lo como um bebê. Contudo, quando se tornou adolescente, essa situação começou a causar problemas em seu relacionamento com o irmão de 15 anos, com o surgimento de brigas frequentes. Nara admite que Jaime usava seus problemas na infância para dominá-la: "devido às suas doenças e deficiências, cuidei mais dele que do irmão", observa ela. "Realmente, eu me relaciono melhor com Jaime que com o irmão."

Entretanto, Nara e João perceberam que Jaime estava usando sua aparente vulnerabilidade para manipulá-los e que, por tratá-lo com cuidados especiais, eles estavam criando um abismo entre os irmãos. Ao se sujeitar a Jaime e a não o fazer assumir mais responsabilidades, Nara e João estavam, inconscientemente, dificultando um bom relacionamento entre os meninos. Além disso, isso estava afetando a capacidade de Jaime agir de maneira mais madura. Os irmãos passaram a se relacionar melhor depois que Nara e João deixaram de fazer tantas concessões a Jaime.

Uma criança saudável pode também sentir grande pressão da família para ser bem-sucedida e realizar todas as coisas que seu irmão não será capaz de fazer. "Meu pai adorava futebol e queria, desesperadamente, que seu filho levasse adiante sua paixão pelo esporte", conta Douglas. "Meu irmão era portador da Síndrome de Down, assim, senti que eu não tinha muita escolha além de me tornar o jogador de futebol." Essa situação pode se transformar em um fardo. "Na verdade, detesto futebol", diz Douglas, "mas também me sentia culpado por ter tanto mais que meu irmão. Assim, eu me senti obrigado a continuar com isso."

A criança com necessidades especiais pode também ter consciência de sua condição e mesmo assim se sentir culpada pelo impacto que exerce sobre seus irmãos. Silvia, que tem capacidade visual reduzida, acredita que sua deficiência era um aborrecimento para sua irmã, Estela:

Ela era mais nova que eu, mas, na realidade, parecia uma irmã mais velha, porque eu sempre precisava lhe pedir que me ajudasse. Às vezes ela era realmente prestativa, mas, em outras, ela ficava com raiva e me acusava de tratá-la como uma empregada. Eu sei que a minha deficiência afetou a vida dela também.

PROBLEMAS FORA DE CASA

Se seu filho estiver enfrentando conflitos, seja na escola, seja dentro de seu grupo de colegas, você vai observar uma mudança na sua maneira de tratar os irmãos em casa. Se, de repente, ele parecer mais zangado, ou se um aumento, aparentemente inexplicável, de brigas começar a acontecer, isso poderá ser um sinal da existência de dificuldades que estão além do núcleo familiar. Assim, é importante perguntar ao seu filho o que está acontecendo fora de casa, embora ele possa precisar de estímulos para lhe contar a causa do problema. Ele está realmente zangado com seus irmãos ou a sua raiva é um sinal de que outra coisa está acontecendo?

"A melhor coisa que você pode fazer com uma criança zangada é ouvi-la", aconselha a psicóloga Laverne Antrobus. "Mesmo que você não queira ouvir o que ela tem a dizer nem venha a concordar com a fonte dessa raiva." Ouça o mais atentamente que puder aquilo que seu filho está procurando lhe contar. Se ele for reticente, você poderá começar o diálogo com uma observação como "parece que você não está se sentindo bem hoje", ou poderá sugerir o tipo de problema que ele está enfrentando: "sei que você fica muito aborrecido quando não é selecionado para o time. Foi isso o que

174   Foi ele que começou, mãe!

aconteceu hoje?" Provavelmente, a criança vai procurar corrigi-lo. Se você conseguir chegar à raiz da questão, poderá ajudá-la a solucioná-la. Mostrar que você leva o assunto a sério ajuda.

A escola tem uma grande influência na vida de uma criança e, se as coisas não forem bem nessa área, sua autoestima pode ser afetada. De maneira semelhante, se uma criança estiver sofrendo *bullying*, é provável que ela mostre o mesmo comportamento com outra pessoa. Talvez seja preciso conversar com os professores para ter uma ideia mais completa do que está acontecendo. Os professores podem ajudar os pais a reconhecer os pontos fortes e fracos de seus filhos: se você tiver, por exemplo, expectativas irreais em relação ao que seu filho é capaz de realizar ou se uma dificuldade de aprendizagem ignorada o estiver levando a descontar sua raiva e frustração em um irmão.

Para a filha mais velha de Elisa, a transição para o ensino médio provocou problemas no seu relacionamento com o irmão mais novo, Henrique. "Acredito que a nova escola tem alguma coisa a ver com o fato de eles não se darem bem como antes", diz ela.

Posso entender isso, pois ninguém quer que o irmão mais novo esteja por perto no momento em que procura ser legal diante dos novos amigos. No entanto, não consigo aceitar que ela use Henrique para se exibir na frente deles. Ela o deixa participar um pouco, mas, depois, apenas lhe diz para cair fora, o que o aborrece. Ele fica chateado, ela começa a gritar mais alto, espalhafatosa, e, então, preciso intervir.

Meu filho de 7 anos de idade, de repente, começou a se mostrar muito mais agressivo e, em outras vezes, mais choroso. Parecia que seus irmãos eram capazes de provocá-lo com mais facilidade que o normal, mas ele reagia de uma maneira tão exagerada que estava começando a ser um alvo fácil. Quando conversei com a professora dele, ela me disse que não havia nada de errado na sala de aula, mas depois de investigar mais, ela descobriu que ele estava sendo excluído de brincadeiras no parquinho por dois de seus amigos. Isso o estava deixando vulnerável e ansioso e causando os problemas em casa.

Embora o meu filho estivesse relutante em discutir o que estava acontecendo entre ele e seus amigos, o fato de reconhecer que ele estava enfrentando problemas e mostrar que eu o compreendia pareceu ajudar a melhorar a situação. Depois, fiz que cada um desses amigos viesse em casa para brincar e, como sempre acontece com as desavenças infantis, a dinâmica entre eles mudou e tudo voltou ao normal novamente.

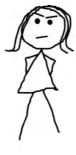
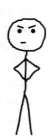
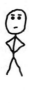

7. Vivendo muito bem em harmonia

Adoro a maneira como o estado de espírito e as expressões afloram por tão poucos instantes no rosto de um bebê adormecido. Para mim, isso se parece com o relacionamento das crianças: modificando-se constantemente, incerto, sempre mudando a disposição ou a direção, antes mesmo que você possa compreender o que está acontecendo.

O relacionamento entre irmãos é como muitos outros aspectos da vida familiar: existem os dias bons e os maus. Com certeza, meus filhos brigam, mas dizer que isso é tudo o que fazem seria uma enorme simplificação de seu relacionamento. Eles são capazes de mudar, com perfeição, de uma discussão para brincadeiras maravilhosas juntos e, às vezes, são extraordinariamente amorosos e gentis uns com os outros. Há momentos em que olho para eles e penso: por que eles não podem ser sempre assim?

É comovente ver minha filha ajudar o irmão com a lição de casa porque ela não tem nenhuma e porque ela "quer que ele tenha mais tempo para brincar". Se um dos meus filhos está aborrecido e chorando de verdade, os outros sempre procuram confortá-lo. Quando meu filho mais velho ficou arrasado por causa de suas figurinhas de futebol, sua irmã lhe preparou um "pacote para ficar feliz", contendo algumas de suas próprias figurinhas, além de outras coisas para fazê-lo rir. Nem sempre podemos influenciar esse tipo de estado de espírito, mas existem certas atitudes que podemos tomar para estimular nossos filhos a viver em harmonia uns com os outros.

Da mesma maneira, existem certas coisas que devemos aprender a aceitar. A perfeição é uma fantasia. "Educar um filho é uma dança e ela precisa ser o mais elegante possível", afirma a psicoterapeuta Julie Lynn-Evans.

Entretanto, os passos estão sempre mudando. Seu trabalho como adulto é ajustar o ritmo da dança. Precisamos aceitar que somos criaturas que têm temperamentos distintos. Embora possamos desejar a coerência, ela é um sonho. Temos diferentes estados de espírito, assim como nossos filhos. Contudo, se você fizer valer as regras básicas, como não bater, e mostrar com clareza uma igualdade de amor e que cada um é tão importante quanto o outro, tudo ficará bem.

DICAS IMPORTANTES PARA AJUDAR SEUS FILHOS A VIVER EM HARMONIA

Lançando um olhar honesto sobre a rivalidade e as brigas entre irmãos, elaborei uma lista contendo dicas importantes que você pode pôr em prática para ajudar seus filhos a viver em harmonia e, ao mesmo tempo, garantir que você conduza a dança de educar tão suavemente quanto possível.

Aceite aquilo que você não pode mudar

Se você estiver se martirizando por causa da incapacidade de seus filhos de se relacionar bem, não faça isso. Os estudos sobre irmãos sugerem que a personalidade das crianças tem um grande impacto

178 Foi ele que começou, mãe!

sobre a maneira como elas se relacionam; embora você possa ter um importante papel na administração de conflitos, não é sua culpa se seus filhos irritam um ao outro. Certos relacionamentos entre irmãos serão, simplesmente, mais difíceis desde o início, e é assim que as coisas são.

O fato de as crianças terem um temperamento tranquilo ou mais difícil terá influência na sua capacidade de adaptação e de bom relacionamento com os outros. Assim como as crianças mostram diferenças marcantes na maneira como reagem ao nascimento de um irmão, as emocionalmente mais explosivas terão mais dificuldades em compartilhar, além de serem propensas a reagir de modo mais intenso diante de desavenças. Pesquisas descobriram que, se as crianças têm temperamentos incompatíveis, existe uma chance mais elevada de existir discórdia entre elas.

Os dois filhos de Leila, Bernardo e Samuel, têm uma diferença de idade de apenas quinze meses, mas foi somente depois que ela procurou uma psicóloga, já no limite de sua paciência em relação às brigas dos dois, que percebeu o quanto eles eram diferentes:

Ela me disse: "você não poderia ter dois filhos mais diferentes que os seus". Bernardo é emocional, um leitor fenomenal, possui poucos amigos, gosta de aprender. Por outro lado, Samuel mal consegue ler, é sociável e esportivo e gosta de jogar. Embora eu soubesse que eles eram diferentes, não havia percebido que era essa completa diferença que estava gerando conflitos entre eles.

Eles são tão distintos em cada aspecto que, se não fossem irmãos, simplesmente não teriam se incomodado sequer em se conhecer, seus caminhos nunca teriam se cruzado. A questão é que eles têm os mesmos pais e vivem na mesma casa. Percebi que eles não precisam se amar, mas simplesmente conviver em harmonia. Isso foi uma verdadeira revelação para mim.

Estimule uma boa comunicação

A cultura da família em que as crianças vivem terá uma forte influência na maneira como elas se comportam em relação aos irmãos. As crianças aprendem com seus exemplos, então, se você costuma usar muita provocação ou sarcasmo, não se surpreenda ao ver essa conduta refletida no relacionamento de seus filhos. Cresci em um ambiente familiar barulhento em que havia gritaria constante, e é fácil perceber esses mesmos traços surgindo em minha própria família. Se o ritmo em sua casa for rápido e furioso, o melhor seria procurar diminuir a agitação.

"Eu não sou um cachorro!", disse uma mãe em resposta aos filhos que a chamavam aos gritos, sem parar. Eu também fiquei muito aborrecida com todos me chamando aos berros, independentemente de onde eu estivesse na casa, por isso, estabeleci uma nova regra: se alguém quiser falar comigo, deve ir até onde eu estiver. Eu mesma estou tentando seguir essa regra, embora lembrar três pessoas diferentes em diferentes partes da casa de que precisam calçar os sapatos e escovar os dentes – e sem levantar a minha voz – possa, às vezes, ser um verdadeiro desafio.

Além disso, é importante colocar as coisas de uma maneira positiva, em vez de vociferar ordens a todo momento. "Por favor, coloque seu prato na lava-louças..." terá um efeito melhor que "você deixou seu prato sujo na mesa outra vez!"

É igualmente importante ouvir e criar oportunidades para as crianças falarem com você e lhe contarem coisas. Às vezes, durante

180   Foi ele que começou, mãe!

as refeições, oferecemos a cada um a chance de dizer o que foi bom e ruim em seu dia, o que dá às crianças um fórum em que podem ser ouvidas. Estimule-as a não interromper as outras – e você também não deve interrompê-las. Deixe cada uma ter sua vez de falar. O carro e a hora do banho podem ser ótimos momentos para uma conversa individual com seus filhos.

Algumas crianças são especialistas em conseguir sua atenção, independentemente de o que você estiver fazendo. Meu filho de 4 anos apenas diz "mãe!" várias vezes seguidas, esteja eu trabalhando, ao telefone ou lavando roupa. Porém, outras crianças podem ser mais retraídas e, se um tempo não for reservado para conversar com elas, elas podem não ser ouvidas.

Enfrente os sentimentos

A vida em família pode ser incrivelmente intensa e os sentimentos das crianças em relação aos irmãos, uma montanha-russa, oscilando entre amor, ódio, raiva, indiferença, ciúme e cordialidade. Elas são capazes de estar de bem e de mal umas com as outras com incrível velocidade.

As crianças, com frequência, precisam de ajuda para identificar seus sentimentos, assim, as famílias que estimulam o ato de ouvir e estão abertas para conversar sobre emoções têm mais facilidade para isso. Às vezes, as crianças precisam de ajuda para aprender como lidar com a frustração e a raiva. Além disso, a maneira como respondemos a esses sentimentos as ajuda a compreender como outras pessoas se sentem, assim como o impacto que elas podem ter sobre os sentimentos dos outros.

Pode ser útil praticar a escuta reflexiva (ver capítulo 2), na qual você reconhece os sentimentos da criança refletindo-os de volta para ela ou procura reconhecer as emoções que estão por trás do que a criança está dizendo. Você pode sugerir ao seu filho: "parece que você está aborrecido", ou "gostaria de saber se isso deixou você triste". Essa pode ser uma ferramenta útil quando as crianças estão expressando emoções negativas.

Nosso instinto quando nossos filhos dizem coisas como "eu a odeio!" ou "queria que ele morresse!" é lhes dizer que eles não devem falar dessa maneira ou, então: "não, você não a odeia, você a adora". Em vez de rebater esse tipo de afirmação, procure ouvir e ajudar a criança a identificar o que ela está sentindo, traduzindo essas emoções em palavras. Em vez de procurar afastar esses sentimentos, essa é uma maneira de oferecer apoio e mostrar que você a compreende. "Pode parecer que você odeia seu irmão neste momento porque ele quebrou seu jogo, e isso faz você se sentir mal". Ouvir de modo reflexivo significa compreender por que a criança está dizendo tais coisas, afirmando como você imagina que ela deve se sentir. Você também pode arriscar um palpite sobre o que a criança gostaria que acontecesse: "você gostaria que ele tivesse mais cuidado com suas coisas", e sugerir maneiras para que a criança possa expressar seus sentimentos hostis sem machucar ninguém, fazendo um desenho, por exemplo.

A primeira vez que usei essa estratégia, fiquei surpresa com a resposta. "Você está aborrecido porque sua irmã derrubou sua torre", eu disse calmamente ao meu filho furioso. "É, eu odeio ela por isso", foi a resposta que ele disparou para mim. "Imagino como pode ser frustrante, às vezes, quando seu trabalho é destruído", sugeri. "Sim, e eu gostaria de esmagar a cabeça dela com este tijolo!"

"Se você usar essa técnica, precisa se preparar para ser persistente", diz o psicólogo clínico, doutor Stephen Briers.

182 Foi ele que começou, mãe!

Independentemente de o que a criança diz que quer fazer, você não pode se esquivar negando o sentimento dela. Quando identificamos claramente as emoções, podemos controlá-las com mais eficácia. Colocá-las em palavras pode, realmente, criar um efeito moderador.

Procurei aplicar a técnica novamente com meu filho. Ele estava furioso com a irmã porque se sentia extremamente frustrado por ser excluído de uma brincadeira dela com o irmão mais novo. Depois de gritar com ela, ele se refugiou em seu quarto fervendo por dentro. "Ficar de fora da brincadeira deixou você irritado", sugeri. "Sim, deixou!", respondeu ele cheio de raiva. "Você gostaria que eles deixassem você participar?", perguntei. "Sim", exclamou ele. "Você sabe que, se estiver com raiva, pode fazer um desenho ou escrever como se sente", arrisquei. "Então, eu só fico com raiva, raiva, raiva, o tempo todo", reclamou ele. "Eu tenho sentido raiva dela a vida inteira!"

Ficamos em silêncio por alguns minutos e, então, sua raiva, simplesmente, pareceu se dissolver. "Mamãe", disse ele instantes depois. "O coração de todo mundo bate na mesma velocidade?" E toda aquela raiva desapareceu.

Tenho de elogiar você

Parece óbvio, mas as crianças respondem bem melhor aos elogios que às críticas. Estímulos positivos ajudam a elevar sua confiança e as motivam a querer ganhar mais elogios. Quanto mais atenção positiva você for capaz de dar aos seus filhos, menos propensos eles serão a se comportar de maneira inadequada. Se eles desenvolverem sentimentos positivos sobre si mesmos poderão ter mais simpatia pelos irmãos.

Muitas vezes, quando as crianças agem de maneira correta ou fazem o que pedimos, sequer notamos. É muito fácil cair em um modelo de educação em que apenas apontamos o que elas fazem de errado e ficamos aborrecidos quando elas nos ignoram. Se um filho estiver lhe trazendo aborrecimentos, pode ser difícil notar alguma característica para elogiar. Assim, mesmo as pequenas coisas que ele fizer de maneira adequada, diga-lhe, faça-o saber. "Todos eles são bons em alguma coisa, seja desenhando, nos modos à mesa, no comportamento", diz Manoela de seus cinco filhos. "Se um deles se mostra prestativo ou bem-comportado, então recebe muitos elogios. Elogiar, elogiar, elogiar; é isso o que eu procuro fazer sempre que possível."

As crianças respondem muito melhor a elogios específicos que a observações gerais do tipo "bom" e "mau", ou a uma aprovação vaga. Se você simplesmente continuar a dizer aos seus filhos "vocês são maravilhosos", sem jamais fazer um comentário específico de verdade, então, eles terão dificuldade em saber quais são suas expectativas. Comentários específicos funcionam melhor assim: "Hummmm, você está calçando seus sapatos direitinho", ou "quero agradecer por você ter pendurado seu casaco". Outras vezes, você pode, simplesmente, descrever o que as crianças estão fazendo usando um tom de aprovação: "você está escrevendo primorosamente" ou "você está lanchando tão bem sozinho". Porém, tome cuidado com os exageros, pois as crianças poderão sentir que as observações não são sinceras.

A contribuição singular de cada criança à sua família precisa ser reconhecida. É importante notar até mesmo os pequenos gestos de gentileza. Também é bom reconhecer quando as crianças são boas umas com as outras, mostrando generosidade ou compartilhando, e elogiar as mais velhas quando ajudam a cuidar das menores. Uma manhã, quando minha filha vestiu e arrumou o irmãozinho, eu lhe disse: "Você me ajuda muito vestindo seu irmão quando sabe que estou com pressa. Ele tem muita sorte por ter uma irmã gentil como você." Quanto mais oportunidades conseguir dar às crianças para que elas mostrem o quanto podem ser cooperativas e úteis, mais isso ajudará a construir seu senso de valor próprio dentro da família.

"Coloco o filho do meio no banheiro com os trigêmeos enquanto eles tomam banho", conta Manoela. "Ele os ajuda e eu o cubro de elogios por cuidar dos irmãos. Faço questão de dizer 'muito bem' para ele."

Além disso, Manoela sempre faz um esforço para assinalar quando seus filhos estão brincando tranquilamente juntos:

> Outro dia, depois da escola, tivemos uma tarde realmente agradável. Dessa vez, ninguém brigou. Não fiquei estressada fazendo suco, enquanto todos eles estavam no trampolim, brincando juntos e se divertindo. Assim, quando Mateus chegou em casa, fiz questão de dizer a ele que tivéramos uma tarde realmente prazerosa e agradeci às crianças por terem sido tão boas umas com as outras.

Use recompensas

Alguns pais hesitam diante da ideia de subornar seus filhos para fazer o que eles querem ou, até pior, pagá-los para que sejam bons com os irmãos. Embora os elogios sejam o melhor prêmio pela cooperação das crianças, as recompensas, se usadas de maneira adequada, podem também ajudar a reforçar o bom comportamento. Evidentemente, se uma criança disser "eu só vou fazer isso se você me der 50 centavos", então, o método não está funcionando, mas se seus filhos aprenderem que determinadas atitudes lhes renderão alguma coisa de que gostam, então, eles estarão mais propensos a mantê-las. A outra vantagem de usar recompensas é que elas podem se transformar em uma ferramenta útil de barganha: se você não conseguir o comportamento desejado, poderá deixar de concedê-las.

Pense nas coisas que seus filhos valorizam e gostam. Em minha família, isso inclui dinheiro e brincar com os amigos para os dois mais velhos, revistas e ler histórias na hora de dormir para o mais novo e TV e computador para todo mundo. É fundamental avaliar o que é importante para seus filhos porque, se eles pensarem que não vale a pena, não farão o que você quer. De maneira semelhante, se uma recompensa for muito grande ou estiver distante demais, uma criança pode não conseguir manter a motivação: "seja boa com seu irmão todos os dias deste mês e você ganhará um iPod no Natal", por exemplo, pode tornar difícil sustentar o esforço.

Você pode criar um quadro de estrelas – por não brigar, por não xingar ou por ser bom com os irmãos – e oferecer pequenos agrados no final de cada dia (de preferência, não incluir comida ou doces). No final da semana, tudo isso deve ser contabilizado em um agrado maior, como um passeio ou um pequeno presente. O importante é que a recompensa seja concedida, sempre que possível, logo após o bom comportamento ser verificado. Da mesma maneira, é muito importante que você cumpra aquilo que propôs e dê a recompensa que prometeu.

Exercite habilidades de negociação

Às vezes, penso que meus filhos nunca vão chegar a um acordo sobre o que devemos fazer quando estamos todos juntos. Um quer

186 Foi ele que começou, mãe!

ir ao parque, outra quer jogar tênis, outro, ainda, prefere ficar em casa, e ninguém quer fazer concessões. Aquele que é contrariado pode ter um terrível ataque de raiva.

Realizar reuniões de família pode levar as crianças a aprender maneiras de negociar o que querem e compreender que diferentes pessoas desejam diferentes coisas. As reuniões de família podem ser uma excelente estratégia para garantir que todos sejam ouvidos, além de proporcionar encontros regulares em que toda a família estará reunida. Cada um pode discutir qualquer assunto que esteja afetando a vida familiar e expressar seus ressentimentos.

As reuniões de família podem ajudar as crianças a propor ideias, estimulando, assim, a solução de problemas – embora seja importante reconhecer que, se uma criança não conseguir o que quer, ela pode ficar aborrecida e esse sentimento deve ser aceito. Cada um deve ter a oportunidade de falar, sem nenhuma interrupção, o que significa esperar pacientemente enquanto seu filho de 4 anos argumenta porque quer mais doces.

Ajude os irmãos a cuidar uns dos outros

Às vezes, encontro um dos meus filhos mais velhos enfiado na cama com o irmãozinho, lendo uma história para ele. É uma cena comovente. Os elogios que recebem por serem gentis com o irmão os fazem sentir que têm alguma coisa a contribuir para a vida da família, e isso os torna mais propensos a repetir o comportamento outras vezes.

Estimular as crianças a cuidar umas das outras pode ajudar a fortalecer os vínculos entre elas, embora isso não deva ser confundido com pedir aos irmãos mais velhos para ajudar com os menores. Preocupar-se com os sentimentos dos irmãos e irmãs pode ajudar a desenvolver empatia; compreender como os outros se sentem pode ajudá-los a ter um bom relacionamento. Esses sentimentos podem ser evidentes nos momentos de adversidade verdadeira, quando eu me comovo com o esforço dos meus filhos para confortar seus irmãos. Após vários dias de brigas acirradas, minha filha ficou de cama, doente. Ao voltar da escola, seu irmão pousou a cabeça no peito dela. "Gostaria que você ficasse boa de novo", disse ele. Ou, quando meu filho parecia estar infeliz na escola, minha filha me disse que estava cuidando dele, não porque eu havia lhe pedido, mas porque ela queria. Ele também notou. Em separado, ele me contou que ela o havia consolado quando ele estava chorando no parquinho depois de se machucar em uma brincadeira.

Alguns anos atrás, fiquei emocionada de verdade na primeira vez que meu filho mais velho interviu em uma situação para ajudar seu irmãozinho. Havia um bate-boca em um parquinho e uma criança maior empurrou meu filho mais novo no chão; então, meu filho mais velho a enfrentou: "deixe o meu irmão em paz", disse ele, muito zangado. Depois, ele ajudou o irmão a se levantar e o limpou suavemente. Eu me senti contente por uma súbita visão dos dois alguns anos depois, um defendendo o outro do lado de fora de um bar.

Estimule as brincadeiras

Parece haver alguma verdade no velho ditado: "Família que brinca unida permanece unida." Entre as muitas pessoas com quem conversei, parece que aquelas que brincaram muito com seus irmãos na infância também permaneceram mais próximos deles na vida adulta. Meu irmão mais novo e eu passávamos horas em brincadeiras de faz de conta pela casa toda e todos os meus irmãos ainda falam a língua boba que inventamos juntos. Também brincávamos com uma série de jogos de tabuleiro, que levavam a brigas terríveis, mas que foram úteis para aprendermos a trapacear e a saber perder.

Para as crianças de hoje, a fascinação dos jogos eletrônicos e da televisão pode representar uma dura competição para as brincadeiras. Procuro limitar esse tipo de jogo, pois observei que, quanto mais tempo meus filhos passam em atividades separadas, mais diferentes eles parecem se tornar. Com os aparelhos eletrônicos desligados e com um tempo maior em que nada, em particular, está acontecendo – em geral, nos finais de semana –, então, eles são levados a brincar juntos. Eles são capazes de se entreter em brincadeiras incrivelmente elaboradas, envolvendo vestir fantasias, recortar papel, fazer quadros e jogar cartas. Eles brincam de supermercado, de escola, de papai e mamãe, de feiticeiros. Minha filha inventa esquemas sem-fim de negócios e marketing. Em nosso minúsculo jardim em Londres, eles jogam bola, chutando-a sobre a cerca e contra a janela da cozinha, andam de bicicleta e patinete, equilibram-se nos peitoris, sobem nas mesas. Mesmo assim, às vezes, eles têm dificuldade de encontrar uma brincadeira que agrade a todos. Com frequência, encontro meu filho do meio brincando com uma bola sozinho, cansado de tantos jogos de imaginação.

Enquanto as crianças ainda são pequenas, elas precisam de sua supervisão, mas, a partir do momento que tiverem idade suficiente para ficar fora de sua vista, o melhor é deixá-las brincar sozinhas, a não ser que as brincadeiras sejam brutas e agressivas. As pesquisas sugerem que o faz de conta e a fantasia ajudam as crianças a desenvolver habilidades sociais e a aprender a interpretar os pensamentos e sentimentos dos outros.

Embora os pais não devam interferir nas brincadeiras imaginativas, existem maneiras pelas quais você pode estimular as crianças que não brincam juntas a se aproximar mais. Simples jogos de cartas, como rouba-monte ou uno, podem ser uma excelente opção para começar, até mesmo com crianças bem pequenas. Além disso, é bom pensar em outras atividades, como ajudar na cozinha ou no jardim, em que cada um pode desempenhar uma função – cada uma tão importante quanto a outra – para alcançar um resultado final.

LIMITE AS BRINCADEIRAS BRUTAS

Às vezes, é difícil distinguir quando meus filhos estão brincando de lutar ou brigando de verdade, pois os limites entre os dois são bem tênues. Num minuto, meus dois meninos estão pulando na minha cama, rindo, e, de repente, estão se atracando, ruborizados, chutando um ao outro. Nesse momento, intervenho e os separo, dizendo-lhes que chutar não é permitido em nossa casa e, antes mesmo que eu me vire para sair, eles voltam a pular e rir. Não sei se as famílias que têm filhos homens são mais propensas a esse tipo de comportamento, mas ao observar meus filhos se agarrar, rolar, gritar e puxar, eles me fazem lembrar de cachorrinhos.

"Parem com essa brincadeira de mão dentro de casa!" foi o refrão da minha mãe por anos a fio. Hoje, pensando na minha infância, às vezes parece que passávamos o tempo todo pulando um em cima do outro, rolando no chão e gritando. É compreensível que tudo isso deixava nossa mãe louca. Particularmente, não sou adepta da escola de pensamento que diz "esse tipo de brincadeira não me machucava". Hoje, não sei dizer quais foram os benefícios que tive por alguém torcer meu braço para trás ou colocar minhas pernas atrás da cabeça e, depois, sentar em cima. Contudo, todas aquelas brincadeiras brutas, talvez, tenham me ajudado a aprender a ser mais resiliente.

190   Foi ele que começou, mãe!

Em geral, a opinião dos especialistas parece indicar que as brincadeiras de mão podem ser permitidas, desde que se estabeleçam alguns limites e que não haja um desequilíbrio muito grande entre força e idade, o que poderia tornar a brincadeira perigosa. É importante ensinar às crianças quais são seus limites, qual é sua força, o que pode ajudá-las a controlar a agressividade. Contudo, você precisará manter os olhos bem abertos para parar a brincadeira sempre que ela sair do controle. Além disso, esse tipo de divertimento deve ser desestimulado à medida que as crianças alcançam a adolescência e ficam muito mais fortes, especialmente se elas forem de gêneros diferentes e apresentarem grandes diferenças de força.

Quando as coisas não estão funcionando

Embora todos desejemos que nossos filhos sejam ótimos amigos, em algum momento, talvez você precise aceitar que eles simplesmente não gostam um do outro. Leila conta que se sentiu "atônita" diante dessa constatação:

> A psicóloga me disse o seguinte: "Realmente, eles não gostam um do outro e, para eles, está tudo bem assim." Então, o meu primeiro pensamento foi: "O que você quer dizer com isso? Como pode dizer que tudo bem não gostar um do outro?" Porém, depois que refleti a respeito, tudo fez sentido. Só o fato de saber disso e ser capaz de lidar com a situação fez tudo ficar bem mais fácil para mim.

Assim, Leila parou imediatamente de tentar aproximar seus filhos.

> No minuto em que deixei de tentar fazer que se dessem bem, tudo tornou-se mais fácil. Hoje, não os coloco para fazer as

mesmas coisas. Eles têm amigos diferentes e, no próximo ano, irão para escolas diferentes. Eles precisam ter sua própria identidade e espaços separados.

"É muito normal que irmãos não se gostem", afirma a psicoterapeuta Julie Lynn-Evans.

Muitas vezes, eles não gostam um do outro até crescerem e encontrarem interesses comuns, mas, enquanto são mais novos, em geral, não escolhem os mesmos amigos, nem brincam juntos no parquinho. Eles têm vidas separadas. Quando meu filho e minha filha se detestavam, aceitei essa condição. Eu não permitia desrespeito nem desordens de um no quarto do outro, mas, quanto ao resto, eu não fazia caso. Hoje, eles se gostam de verdade. O que não é possível é forçar o afeto em uma família. Isso é desonesto.

Se seus filhos não se relacionam bem, uma estratégia para minimizar o conflito é fazer que eles passem menos tempo juntos. Isso inclui planejar atividades diferentes para cada um, como ter amigos ou fazer passeios distintos, passar um tempo em separado com os pais ou até frequentar escolas diferentes.

"Meu irmão e eu funcionamos em diferentes comprimentos de onda", diz Alexandre, referindo-se ao relacionamento tempestuoso que tem com o irmão, Antonio. "Ele era um esportista, enquanto eu era estudioso. Eu tinha ciúme de seu talento nos esportes. Ele se mostrava mais confiante para se relacionar com pessoas, enquanto eu era solitário." Os irmãos estavam sempre em conflito até que, por fim, seus pais decidiram separá-los, matriculando-os em escolas diferentes. "Simplesmente, não podíamos estar na mesma escola," diz Alexandre, "isso ajudou a estimular nossa identidade individual."

192 Foi ele que começou, mãe!

Entre os 6 e os 11 anos de idade, os irmãos também tinham férias separadas com diferentes parentes, porque, juntos, eram difíceis de controlar. "Todo mundo se recusava a receber os dois juntos", conta sua mãe, Tânia. "Assim, cada casal ficava com um deles. Esse arranjo funcionava para todos."

Julie Lynn-Evans afirma:

O importante é que as crianças simplesmente aceitem que seu irmão existe e que está em sua vida, assim, tudo o que precisam fazer é lidar bem com essa situação. Então, elas podem parar de tentar aniquilar umas às outras. Se uma criança rejeitar a outra constantemente, será preciso encontrar maneiras de ajudar essa criança a lidar com o problema.

Embora você possa ter empenhado todos os seus esforços para construir um vínculo entre seus filhos, talvez precise apenas aceitar a maneira como eles se sentem. Tenho vários amigos que não falam mais com seus irmãos. Em algumas famílias, simplesmente não dá certo.

"Ela nunca gostou de mim – nunca", diz Jaqueline, referindo-se à sua irmã mais nova.

Ela sempre achou que eu era a filha favorita da minha mãe e ninguém conseguiu convencê-la do contrário. Ela costumava bater em nosso irmão na escola fundamental e roubar o dinheiro dele do almoço. Nenhum de nós fala com ela hoje. É como se ela estivesse morta para mim. Tenho amigas que parecem mais irmãs para mim do que ela jamais foi.

NADA DURA PARA SEMPRE

Mesmo que seus filhos não tenham um bom relacionamento hoje, vale lembrar que nem tudo está perdido porque, se existe uma verdade sobre educação de crianças, é que nada permanece igual.

À medida que as crianças passam por transformações em sua vida fora de casa, que mudam de escola e fazem novos amigos, todas essas mudanças podem ter um impacto sobre seu relacionamento, para melhor ou para pior. Os dois filhos mais velhos de Elisa, de 12 anos e de 10 anos, se davam realmente muito bem até um ano atrás. "Hoje, eles são rivais completos", diz Elisa. "Essa rivalidade se desenvolveu no último ano. Independentemente do que fazem ou dizem, eles não conseguem entrar em um acordo sobre nada e sempre acabam discutindo."

"O que os pais precisam ter em mente é que, conforme os relacionamentos se desenvolvem, existe muita continuidade e muita mudança", observa a psicóloga e professora Judy Dunn.

Os pais precisam de uma paciência sem-fim e muito bom humor, além de lembrar de que essa fase vai passar. Nossos estudos de longa duração mostraram que os irmãos passam por diferentes transições e que eles se relacionam bem em determinado momento e mal em outro. Lembro-me de uma família que entrevistei, na qual os irmãos eram muito afetuosos quando pequenos. Então, eu os entrevistei novamente quando estavam com 10 e 6 anos, e a irmã mais velha fez um relato maravilhoso das coisas que faziam juntos. No entanto, quando perguntei ao irmão menor o que ele gostava em sua irmã, ele respondeu "nada"!

Os irmãos Alexandre e Antonio, que brigavam tão intensamente e eram tão diferentes que frequentavam escolas distintas, por fim, acabaram na mesma escola na sexta série. De repente, Alexandre deixou de ser o rival de Antonio para se transformar no seu defensor. "Alguém o agrediu e eu acabei em uma grande encrenca por ter pendurado o agressor fora da janela", conta Alexandre. Para Antonio, esse acontecimento foi um divisor de águas:

> Alexandre era muito protetor e eu fiquei surpreso com sua lealdade e afeição. Isso me fez olhar para ele de uma perspectiva diferente. Assim que percebemos que ocupávamos partes distintas do universo, passamos a nos dar bem. Hoje, adoro as coisas que o fazem ser quem ele é. As diferenças dele são qualidades que admiro.

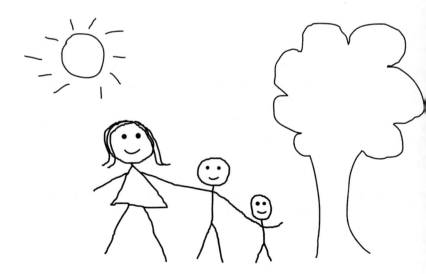

Posfácio

Certa noite, enquanto a casa mergulhava na escuridão, percebi que reinava um completo silêncio. Fui procurar pelas crianças e ouvi um murmúrio vindo do quarto da minha filha. Olhando furtivamente pela porta, vi uma cena calma e feliz: três crianças de pijamas, meu filho mais velho e minha filha com a cabeça inclinada sobre livros de adesivos, tranquilamente discutindo quais gostariam de trocar entre si. Enquanto isso, meu filho mais novo, enrolado na cama, ao mesmo tempo que prestava atenção nos irmãos, olhava um livro. Sei que devemos notar e elogiar nossos filhos quando eles estão juntos, em harmonia, mas eu não quis interromper e me afastei, silenciosamente.

Enquanto escrevia este livro, percebi que meus filhos, na verdade, não brigam tanto quanto eu pensava. Observando-os ao longo dos últimos meses, notei que eles compartilham muitas piadas, brincam bastante e mostram muitos gestos de cooperação e gentileza uns com os outros. Além disso, às vezes, vi o quanto eles podem ser unidos contra mim. "Por favor, não fique brava com ele, mamãe", disse meu filho mais novo no carro certa manhã, quando eu repreendi seu irmão mais velho por esquecer sua mochila. Eles sabem como cuidar uns dos outros e como se consolar mutuamente tanto quanto sabem irritar e infligir dor uns aos outros. Eles ainda brigam e discutem, incessantemente, durante o café da manhã, mas eu me tornei bem mais destemida e decidida a pôr fim a essas desavenças. Em relação ao resto, bem, isso é com eles. Espero que permaneçam amigos.

Bibliografia e outras fontes

Livros

Cousins, Lucy. *Za-Za's baby brother*. Londres: Walker Books, 2003.

Dunn, Judy; Kendrick, Carol. *Siblings: love, envy and understanding.* Grant McIntyre, 1982.

_____; Plomin, Robert. *Separate lives: why siblings are so different.* Nova York: Basic Books, 1990.

Faber, Adele; Mazlish, Elaine. *Irmãos sem rivalidade: o que fazer quando os filhos brigam.* São Paulo: Summus, 2009.

Goldenthal, Peter. *Beyond sibling rivalry: how to help your children become cooperative, caring, and compassionate.* Nova York: Owl Books, 1999.

Parker, Jan; Stimpson, Jan. *Sibling rivalry, sibling love: what every brother and sister needs their parents to know.* Londres: Hodder and Stoughton, 1992.

Plomin, R.; Defries, J. C.; Fulker, D. W. *Nature and nurture during infancy and early childhood.* Cambridge: Cambridge University Press, 1988.

Wagner, Hilory. *And baby makes four: welcoming a second child into the family.* Nova York: Avon Books, 1998.

Periódicos

Koch, H. L. "The relation of certain formal attributes of siblings to attitudes held towards each other and towards their parents" [Monografia]. *Society for Research in Child Development*, v. 25, n. 4, 1960.

Kramer, L.; Gottman, J. M. "Becoming a sibling 'with a little help from my friends'". *Developmental Psychology*, v. 28, n. 4, p. 685-99.

Perozynski, L.; Kramer, L. "Parental beliefs about managing sibling conflict". *Developmental Psychology*, v. 5, n. 32.

Stocker, C.; Dunn, J.; Plomin, R. "Sibling relationships: links with child temperament, maternal behaviour and family structure". *Child Development*, n. 60, p. 715-27, 1989.

Fontes na internet

Os seguintes sites [todos em inglês] oferecem orientação e *feedback* sobre a educação dos filhos, incluindo dicas sobre o relacionamento entre irmãos:

☆ www.bbc.co.uk/parenting

☆ www.mumsnet.com

☆ www.parentlineplus.org.uk

☆ www.raisingkids.co.uk

Este livro foi impresso em papel *offset* 75g pela Prol Gráfica